国家卫生健康委员会"十四五"规划教材

全国中等卫生职业教育教材

供中等卫生职业教育各专业用

U0292410

生理学基础

第4版

主　编　涂开峰

副主编　吴春生　王　平

编　者（以姓氏笔画为序）

王　平（焦作卫生医药学校）

卡吾赛·阿曼（新疆维吾尔自治区伊宁卫生学校）

闫　勇（东莞职业技术学院）

李　丹（重庆医药卫生学校）

杨黎辉（郑州卫生健康职业学院）

连彩兰（吕梁市卫生学校）

吴春生（安徽省淮北卫生学校）

周建文（云南省临沧卫生学校）

涂开峰（黄冈职业技术学院）

鲁兴梅（甘肃卫生职业学院）

人民卫生出版社

·北京·

图书在版编目（CIP）数据

生理学基础 / 涂开峰主编 . —4 版 . —北京：人
民卫生出版社，2023.1（2024.4 重印）
ISBN 978-7-117-34386-2

Ⅰ. ①生… Ⅱ. ①涂… Ⅲ. ①人体生理学 — 中等专业
学校 — 教材 Ⅳ. ①R33

中国版本图书馆 CIP 数据核字（2022）第 258516 号

人卫智网	www.ipmph.com	医学教育、学术、考试、健康，购书智慧智能综合服务平台
人卫官网	www.pmph.com	人卫官方资讯发布平台

生理学基础
Shenglixue Jichu
第 4 版

主　　编：涂开峰
出版发行：人民卫生出版社（中继线 010-59780011）
地　　址：北京市朝阳区潘家园南里 19 号
邮　　编：100021
E - mail：pmph @ pmph.com
购书热线：010-59787592　010-59787584　010-65264830
印　　刷：人卫印务（北京）有限公司
经　　销：新华书店
开　　本：850×1168　1/16　印张：14
字　　数：298 千字
版　　次：2001 年 9 月第 1 版　　2023 年 1 月第 4 版
印　　次：2024 年 4 月第 4 次印刷
标准书号：ISBN 978-7-117-34386-2
定　　价：49.00 元
打击盗版举报电话：**010-59787491**　E-mail：**WQ @ pmph.com**
质量问题联系电话：**010-59787234**　E-mail：**zhiliang @ pmph.com**
数字融合服务电话：**4001118166**　E-mail：**zengzhi @ pmph.com**

出版说明

为服务卫生健康事业高质量发展,满足高素质技术技能人才的培养需求,人民卫生出版社在教育部、国家卫生健康委员会的领导和支持下,按照新修订的《中华人民共和国职业教育法》实施要求,紧紧围绕落实立德树人根本任务,启动了全国中等卫生职业教育第四轮规划教材修订工作。

第四轮修订坚持以习近平新时代中国特色社会主义思想为指导,全面落实党的二十大精神进教材和《习近平新时代中国特色社会主义思想进课程教材指南》《"党的领导"相关内容进大中小学课程教材指南》等要求,突出育人宗旨、就业导向,强调德技并修、知行合一,注重中高衔接、立体建设。

第四轮教材按照《儿童青少年学习用品近视防控卫生要求》(GB 40070—2021)进行整体设计,纸张、印制质量以及正文用字、行空等均达到要求,更有利于学生用眼卫生和健康学习。

第四轮修订各教材章节保持基本不变,人民卫生出版社依照最新学术出版规范,对部分科技名词、表格形式、参考文献著录格式等进行了修正,并根据调研意见进行了其他修改完善。

第 3 版前言

本教材全面落实党的二十大精神进教材要求，编写按照教育部《中等职业学校专业教学标准》，精心组织教材内容，优化教材结构，运用现代信息技术，创新教材呈现形式，着力加强数字化教学资源建设。在遵循"三基、五性、三特定"的教材编写基本原则下，教材立足中职医药卫生类专业层次的学生，重视培养学生获取信息、终身学习及创新能力，体现知识、技能、素养并重，实现教材内容的好教好学。

本教材的特点：①符合现代职业对高素质技术技能型人才的需求。教材融传授知识、培养能力、提高素质为一体，内容设置和职业（执业）资格证书考试紧密接轨，有效加强了职业能力和人文素质的培养。②符合中职医药卫生类专业的培养目标。教材编写包含中职医药卫生类专业的基本知识、基本理论和基本技能，通过学习，使学生成为适合各层次医疗、保健机构的实践能力较强的实用型卫生专业人才。③体现中高职衔接与贯通的职教改革发展思路。教材从理论知识、技能培养等方面体现出中职医药卫生类专业教育的特点，与高职高专层次教材有联系、有区别，实现有机衔接与过渡，为中高职衔接与贯通的人才培养通道做好准备。

本教材的编者为来自全国各地多所院校第一线的骨干教师，他们将长期积累的丰富的教学经验很好地融入编写中，在此对各位编者的辛勤劳动表示诚挚的谢意！

由于编者水平上的差距，教材内容中存在疏漏和不妥之处，恳请读者在使用过程中不吝批评指正，以便今后修订和改正。

涂开峰

2023 年 9 月

目　录

第一章 | 绪 论

01章 数字资源

第一节 生理学基础的研究对象及任务和方法

一、生理学基础的研究对象及任务

生理学（physiology）是生物科学的一个分支，是研究机体功能活动及其规律的科学。生理学可以分为植物生理学、动物生理学、人体生理学等。本书主要涉及人体生理学的基本内容，它是医学教育中一门十分重要的基础课程。

生理学基础研究的对象是具有生命活动的人体以及组成人体的各系统、器官和细胞。本门学科的任务，就是揭示各种生命活动发生的具体过程，产生的条件和原理，以及人体内外环境变化对生命活动的影响，为卫生保健、防病治病、增进健康、延长寿命提供科学的理论依据。

二、学习生理学基础的观点及方法

生理学基础是建立在人体解剖学基础上的，它是重要的医学基础理论学科之一。生理学基础作为理论依据，对临床学科及其相关学科具有指导作用；而临床学科及其相关学科的发展又不断为生理学基础提出新的课题，丰富研究内容，推动生理学基础的发展。

作为医务工作者,只有掌握了正常人体生命活动的规律,才能担当起认识疾病、防病治病的重任。

机体的各种功能活动都是整体活动的一部分,它在与环境保持密切联系的同时,还受语言、文字、心理和社会等因素的影响。在学习本门课程过程中,必须以辩证唯物主义为指导,运用对立统一的观点及动态发展的观点去看待机体的一切功能活动;其次,还应从生物的、心理的、社会的角度来综合观察和理解人体的功能活动。此外,生理学基础是一门实验性学科,学习该门课程应坚持理论联系实践的原则,既要重视基本理论知识的学习,又要重视实验技术,通过实验加深对理论知识的理解,培养学生的创新思维和动手能力。同时,还应适当联系生活实际和临床实际,把本门学科的基本知识和技能用到卫生保健和临床实践中去。

第二节　生命活动的基本特征

人类在生命活动过程中,与所有生物体一样,其生命现象存在着新陈代谢、兴奋、适应和生殖等基本活动形式。这些生命活动现象为生物体所特有并表现其本质之所在,称之为生命活动的基本特征,其中以新陈代谢为最基本的特征。

一、新 陈 代 谢

机体与环境之间不断进行物质和能量交换,实现自我更新的过程称为新陈代谢(metabolism)。新陈代谢包括合成代谢(同化作用)和分解代谢(异化作用)。机体不断地从外界环境中摄取 O_2 和营养物质,将其转化、合成为自身物质的过程称为合成代谢;机体不断分解自身成分,并把分解产物排出体外的过程称为分解代谢。物质合成需要摄取和利用能量,而物质分解又将释放蕴藏在物质化学键内的能量,是维持体温和机体各种生理活动的能量来源。

从机体内所进行的各种反应来看,生命过程中表现出来的一切功能活动都是建立在新陈代谢基础上的,所以新陈代谢是生命活动的最基本特征,新陈代谢一旦停止,生命也就随之终止。

二、兴 奋 性

兴奋性(excitability)是指机体或组织对刺激发生反应的能力或特性。兴奋性是一切生物体所具有的基本特征之一。

(一)刺激与反应

刺激是指能引起机体或细胞发生反应的各种内外环境条件的变化,而反应是指刺激引起机体的变化。例如，寒冷刺激可使机体分解代谢加强，肌肉颤抖，产热量增加，皮肤血管收缩，散热减少，这就是机体对寒冷刺激的反应。刺激的种类很多，按刺激的性质可分为物理性刺激（如声、光、电、温度、机械、射线等）、化学性刺激（如酸、碱、盐、药物等）、生物性刺激（如细菌、病毒等）和社会心理刺激等。并非所有刺激都能引起机体发生反应。实验表明，作为能引起机体产生反应的刺激一般具备三个基本条件，分别是刺激强度、刺激作用的时间和刺激强度－时间变化率。如将刺激的时间和刺激强度时间－变化率保持不变，能引起组织发生反应的最小刺激强度称为阈强度（阈值）。相当于阈强度的刺激称为阈刺激；高于阈强度的刺激称为阈上刺激；低于阈强度的刺激称为阈下刺激。阈刺激和阈上刺激都能引起组织发生反应，所以是有效刺激。

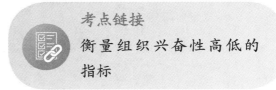

考点链接
衡量组织兴奋性高低的指标

组织的兴奋性与阈值呈反比关系（兴奋性 ∝ 1/阈值），即阈值越小，说明组织的兴奋性越高；阈值越大，说明组织的兴奋性越低。各种组织的兴奋性高低是不同的，阈值可以作为衡量组织兴奋性高低的客观指标。在机体各种组织中，由于神经、肌肉和腺体组织兴奋性较高，称为可兴奋组织。

（二）兴奋与抑制

当机体接受到刺激而发生反应时，从其外表活动特征来看有兴奋和抑制两种基本表现形式。兴奋是指机体或组织接受刺激后，由相对静止状态转变为活动状态，或活动由弱变强。如气温升高，汗腺的兴奋性增高，分泌增加，出汗增多。抑制是指机体或组织接受刺激后由活动状态转变为相对静止状态，或活动由强变弱。如气温降低，汗腺的兴奋性减弱，分泌功能受到抑制，出汗减少。

三、适 应 性

机体能够随环境条件的变化不断地调整自身各部分的功能，使机体与环境取得平衡统一，保证生命活动的正常进行。机体这种根据内外环境变化来调整体内各部分生理功能和心理活动以适应环境变化的能力，称为适应性（adaptability）。根据反应可将适应分为行为性适应和生理性适应。行为性适应常有躯体活动的改变，如机体处在低温环境中会出现趋热活动，遇到伤害时会出现躲避活动。这种适应在生物界普遍存在，属于本能性行为适应。在人类由于大脑皮质的发达，使行为适应更具有主动性。生理性适应是指身体内部的协调性反应，如人到高海拔地区生活时，血液中红细胞和血红蛋白均增加，以增强运输 O_2 的能力；在光照下人的瞳孔缩小，以调整进入眼的光线，使视网膜成像更清晰。生理性适应以体内各器官、系统活动的改变为主。

人体一方面要依赖环境、适应环境，另一方面又不断地影响环境、改变环境。人们已不再消极地适应环境，而是十分重视和全面认识环境与生命活动的关系，主动改善和保护自然生态环境,科学地改造、利用环境,使环境更适合人体生命活动的需要。

四、生　殖

生物体生长发育到一定阶段后,具有产生与自身相似的子代个体的功能,称生殖。生物个体的寿命都是有限的,衰老和死亡不可避免。只有通过生殖产生与自身相似的子代,才能使种系得以延续。对于人类,生殖是人类繁衍后代、种族延续的基本生命特征之一。

第三节　人体与环境

案例

病人男,12岁。频繁呕吐、腹泻、腹痛1d,四肢无力,检查皮肤干燥、弹性降低,双眼窝凹陷,血清钾3.0mmol/L(正常值3.5~5.5mmol/L)。

请问:1. 小李为什么出现皮肤干燥、弹性降低和双眼窝凹陷?

2. 小李的内环境稳态发生了什么改变?

人体的一切生命活动都是在一定的环境中进行的,脱离环境,人体或细胞都将无法生存。对人体而言,环境有外环境与内环境之分。

一、人体与外环境

人体所处的不断变化着的外界环境称为外环境。外环境包括自然环境和社会环境。自然环境是指自然界中气候、气压、温度、湿度、光照、水、地理环境等各种因素的总和,它是人体生存的基本条件。自然环境的各种变化不断作用于人体,机体能够对这种外环境的变化作出适应性反应以维持正常生理活动。社会环境包括政治、经济、文化、人际关系、心理变化等,它是人体生存的必要条件。

外环境无时无刻不在发生着变化,这些变化都会对人体产生不同的刺激,人体也不断地作出反应,以适应外环境的变化,达到人体与外环境的统一与协调,保证生命活动的正常进行。

二、内环境与稳态

（一）内环境

人体结构功能的基本单位是细胞。但绝大部分细胞并不直接与外环境接触,而是生活在液体之中。体液是人体内液体的总称,约占成人体重的 60%。体液可分为两部分,即细胞内液和细胞外液。存在于细胞之内的体液,称细胞内液,约占体液的 2/3;存在于细胞之外的体液,称细胞外液,约占体液的 1/3,它包括组织液、血浆、淋巴液、脑脊液等。细胞外液是机体内部细胞直接生存的环境,即机体的内环境。内环境是细胞进行新陈代谢的场所,细胞代谢所需的 O_2 和各种营养物质只能从内环境中摄取,细胞代谢产生的 CO_2 和代谢终产物直接排到细胞外液中。此外,内环境还必须为细胞的生存和活动提供适宜的理化条件。因此,内环境对于细胞的生存以及维持细胞的正常功能具有十分重要的作用。

(二)稳态

内环境中各种离子浓度、温度、酸碱度、渗透压等理化因素只在有限的范围内波动,保持相对稳定。这种内环境理化因素保持相对稳定的状态,称为稳态。内环境稳态是细胞保持正常生理功能和进行正常生命活动的必要条件。稳态的特点是内环境相对稳定。细胞代谢无时无刻不在进行,就会不断与内环境进行物质交换,不断扰乱和破坏内环境相对稳定的状态。外环境变化也会影响内环境稳态。机体各系统的功能活动,如呼吸补充 O_2 排出 CO_2、消化吸收补充营养物质、肾排泄代谢产物等,都可使内环境保持新的动态平衡,维持内环境稳态。如果内环境稳态遭到破坏,新陈代谢将不能正常进行,机体就会发生疾病,甚至危及生命。

第四节　人体功能活动的调节

人体各器官、系统的功能活动能随着内、外环境的变化及时调整,以维持内环境相对稳定的状态。当内、外环境发生改变时,全身各种功能活动发生相应变化的过程,称为人体功能活动的调节。

一、人体功能调节的方式

(一)神经调节

神经调节是指通过神经系统的活动对机体各种功能进行的调节。神经调节的基本方式是反射。反射是指在中枢神经系统的参与下,机体对刺激产生的规律性应答反应。反射活动的结构基础是反射弧,它由感受器、传入神经、神经中枢、传出神经和效应器等五个部分组成(图 1-1)。例如,手触及火焰立即回缩,强光照射时瞳孔缩小等。每一种反射的完成,都依赖于反射弧的结构完整与功能正常。如果反射弧中任何一个环节受到破坏,相应的反射活动都将消失。

反射按其形成条件和反射弧特点分为非条件反射和条件反射。

非条件反射是先天遗传的、人类和动物共有的一种初级神经活动,如吸吮反射、瞳孔对光反射、性反射等。它是机体适应环境的基本手段,是人类和动物维持生命的本能活动,对个体生存和种族繁衍都具有重要意义。

条件反射是后天获得的。它是人和动物个体在生活过程中,在非条件反射基础上建立起来的高级神经活动。条件反射的中枢在大脑皮质,它是一种高级神经功能活动。它使机体对环境的适应更加灵活,具有预见性,极大地提高了人的生存和适应能力。"望梅止渴""谈虎色变"都属于条件反射。

神经调节的特点是迅速、准确、时间短暂。它是机体最主要的调节方式。

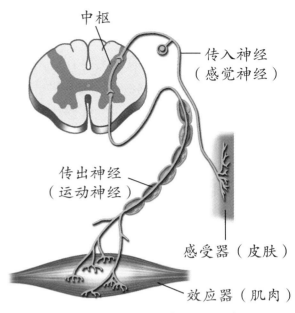

图 1-1　反射弧及其组成示意图

(二)体液调节

激素和某些生物活性物质通过体液的运输,对机体相应的组织、器官实施的调节作用,称为体液调节。激素是由内分泌腺或散在的内分泌细胞所分泌的高效能的生物活性物质,经组织液或血液运输发挥其调节作用。如肾上腺髓质分泌的肾上腺素,通过血液循环运输到心脏,使心肌收缩力增强、心跳加快、心排血量增多。这种通过血液循环运送的激素到达全身的组织器官,影响全身组织器官的活动而发挥的调节作用,称为全身性体液调节。某些组织细胞分泌的一些化学物质(如激肽、组胺、前列腺素、5-羟色胺等)和组织代谢产物(如 CO_2、腺苷、乳酸等),可借助细胞外液扩散至邻近组织细胞,调节邻近组织细胞的活动,如局部血管扩张、通透性增加等,均属于局部性体液调节。

体液调节的特点是缓慢、持久、作用广泛,对调节新陈代谢和维持机体内环境稳态有重要意义。

在完整机体内,神经调节和体液调节是相辅相成的,神经调节在多数情况下处于主导地位。参与体液调节的大多数内分泌腺或内分泌细胞直接或间接地接受神经支配和调节,在这种情况下体液调节就成为反射弧传出途径的一个中间环节而发挥作用,是反射弧传出途径的延伸,这种调节称为神经－体液调节(图1-2)。

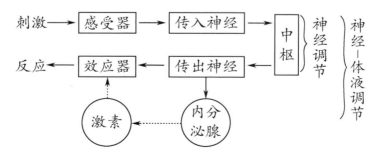

图 1-2　神经调节与体液调节的关系

(三) 自身调节

自身调节是指某些组织、器官甚至细胞在不依赖于神经或体液因素的情况下,自身对刺激产生的适应性反应。如在一定范围内心肌收缩力量与心肌纤维收缩前的长度成正比,即心肌收缩前心肌纤维越长,其收缩力越强。

自身调节的特点是范围局限、幅度小、灵敏度差,但对维持器官、组织的功能稳定中具有一定的生物学意义。

二、人体功能调节的反馈作用

人体各种生理功能的调节与现代控制论的原理相似,可以把人体的调节看做是一个自动控制系统(图1-3)。任何控制系统至少由控制部分和受控部分组成,其中控制部分相当于反射中枢或内分泌腺,受控部分相当于效应器或靶器官、靶细胞。控制部分和受控部分之间有双向信息联系。在控制系统中,由受控部分发出并能够影响控制部分的信息,称为反馈信息。由受控部分发出的信息反过来影响控制部分的活动过程称为反馈(feedback)。根据反馈信息的性质和作用不同,可把反馈分为负反馈和正反馈。

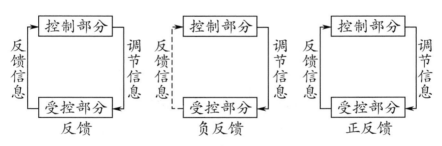

图 1-3 反馈控制示意图

负反馈是指受控部分发出的信息反过来抑制或减弱控制部分活动的调节方式。它是正常生理功能调节中重要而常见的方式,是可逆的过程。内环境稳态的维持就是因为有许多负反馈控制系统的存在和发挥作用。例如正常人动脉血压相对稳定就是负反馈调节机制实现的。负反馈的生理意义在于对维持机体各种生理功能的相对稳定起着重要作用。

正反馈是指从受控部分发出的信息促进与加强控制部分的活动。其意义在于促使某些生理功能一旦发动起来就迅速加强直至完成。人体的正反馈现象很少,主要有排尿、排便、分娩、血液凝固等生理过程。

在正常人体功能的调节控制中,除了反馈控制外,还有前馈控制。前馈控制是指控制部分向受控部分发出信息的同时,通过另一途径向受控部分发出前馈信号,及时调控受控部分的活动,使其更加准确、适时和适度。

生理学基础是研究人体正常功能活动及其规律的一门科学。生命的基本特征主要包括新陈代谢、兴奋性、适应性、生殖。新陈代谢是一切生物体最基本的生命特征。兴奋性是指机体感受刺激并产生反应的能力。机体的反应有两种表现形式,即兴奋和抑制。兴奋性与阈值呈反比关系,阈值是衡量组织兴奋性的指标。机体内部细胞直接生存的周围环境是细胞外液,即机体的内环境。将内环境的理化特性处于相对稳定的状态称为稳态,内环境的稳态是细胞进行正常生命活动的必要条件。人体对外环境变化的适应和内环境稳态的维持是通过人体功能活动的调节来实现的。人体功能调节方式主要包括神经调节、体液调节和自身调节,其中神经调节是人体功能调节中最主要的调节方式。神经调节的基本方式是反射。反射的结构基础是反射弧,它由感受器、传入神经、中枢、传出神经和效应器五个部分组成。由受控部分的反馈信息调整控制部分活动的作用,称为反馈调节。根据反馈信息的性质和作用不同,分为负反馈和正反馈。

(涂开峰)

 目标测试

一、名词解释

1. 兴奋性　　　　　2. 阈强度　　　　　3. 内环境　　　　　4. 负反馈

二、问答题

1. 简述内环境稳态的特点及其生理意义。

2. 简述神经调节、体液调节、自身调节的概念和特点。

3. 举例说明正反馈、负反馈的生理意义。

三、选择题

1. 机体的内环境是指(　　　　)

　　A. 体液　　　　　　　　B. 血液　　　　　　　　C. 细胞内液

　　D. 细胞外液　　　　　　E. 组织液

2. 维持内环境稳态的重要途径是(　　　　)

　　A. 神经调节　　　　　　B. 体液调节　　　　　　C. 正反馈

　　D. 负反馈　　　　　　　E. 自身调节

3. 机体最主要的调节方式是(　　　　)

　　A. 自身调节　　　　　　　　　　B. 体液调节

　　C. 神经调节　　　　　　　　　　D. 神经 – 体液调节

E. 行为调节

4. 以下**不属于**反射弧的环节是（　　　）

A. 中枢　　　　　B. 突触　　　　　C. 效应器

D. 神经　　　　　E. 感受器

第二章 │ 细胞的基本功能

02章 数字资源

学习目标

1. 掌握：单纯扩散、易化扩散、主动转运、出胞和入胞；静息电位、动作电位；神经－肌肉接头处兴奋传递、骨骼肌的兴奋－收缩耦联。
2. 熟悉：细胞膜的受体功能和骨骼肌的收缩机制。
3. 了解：骨骼肌的收缩形式。

细胞是人体的基本结构和功能单位,细胞的活动是人体一切生命活动的基础。因此,只有了解细胞的基本功能,才能揭示生命活动的本质,对人体以及各器官、系统生命活动规律有更深入的理解和认识。

第一节 细胞膜的物质转运功能

细胞膜是一种具有特殊结构和功能的生物膜,它把细胞内外的物质分隔开,构成细胞的屏障,从而使细胞内成分相对独立和稳定,成为一个相对独立的功能单位。细胞膜的基本结构是以液态的脂质双分子层为基架,其中镶嵌着具有不同结构、不同功能的蛋白质(图2-1)。

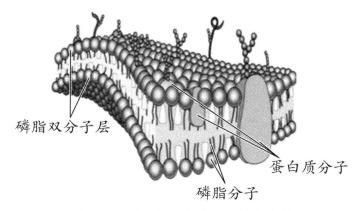

磷脂双分子层

蛋白质分子

磷脂分子

图 2-1 细胞膜液态镶嵌模型图

一、单 纯 扩 散

单纯扩散（simple diffusion）是指脂溶性小分子物质从细胞膜的高浓度一侧向低浓度一侧转运的过程，又称为简单扩散。单纯扩散是物理扩散过程，不需要消耗细胞本身的能量，因此只有脂溶性物质才能以此方式转运，如 O_2、CO_2、NH_3、乙醇等。

二、易 化 扩 散

水溶性或脂溶性很小的小分子物质在膜蛋白的帮助下，由膜的高浓度一侧向低浓度一侧转运的过程，称为易化扩散（facilitated diffusion）。根据参与的膜蛋白不同，将易化扩散分为两种，即经载体的易化扩散和经通道的易化扩散。载体和通道都是一些贯穿脂质双分子层的镶嵌蛋白质。

1. 经载体的易化扩散 膜结构中存在载体蛋白（简称载体），载体能在细胞膜的一侧与被转运物质相结合，并引起载体蛋白结构改变，使结合的物质由膜的高浓度一侧转运至低浓度一侧。如葡萄糖、氨基酸等物质就是由相应的载体转运的（图 2-2）。载体转运有三个特点。①特异性：一种载体一般只转运某一种物质。如葡萄糖载体只能转运葡萄糖，氨基酸载体只能转运氨基酸。②饱和性：当被转运物质浓度增加到一定限度时，转运速度不随之增加，这是由于载体数量有限的缘故。③竞争性抑制：一种载体同时转运两种或两种以上结构相似的物质时，一种物质浓度增加，会抑制另一种物质的转运。

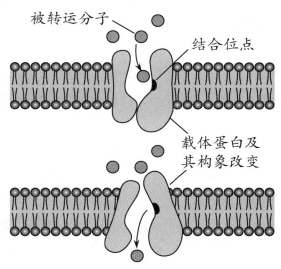

图 2-2　载体转运示意图

2. 经通道的易化扩散 膜结构中存在通道蛋白（简称通道），通道像贯通细胞内外并带有闸门装置的管道，开放时允许被转运的物质通过，关闭时物质转运停止（图 2-3）。各种离子的易化扩散主要是通过这种方式进行的。细胞膜上的离子通道有 Na^+ 通道、K^+ 通道、Ca^{2+} 通道等，它们可分别让不同的离子通过。

通道的开闭是通过"闸门"控制的，故通道又称门控通道。门控通道又可分为两

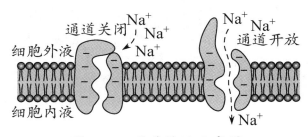

图 2-3　通道转运示意图

种：由膜两侧电位差变化引起闸门开闭的称为电压门控通道；由化学物质引起闸门开闭的称为化学门控通道。

单纯扩散和易化扩散都是顺浓度差或顺电位差进行的，细胞本身不消耗能量，都属于被动转运。

三、主动运转

离子或小分子物质在膜上"泵"蛋白的参与下，逆浓度差或逆电位差的耗能转运过程，称为主动转运（active transport）。

细胞膜上有多种离子泵，最主要的是钠－钾泵，简称钠泵。钠泵实际上是一种 Na^+－K^+ 依赖式 ATP 酶。当细胞内 Na^+ 浓度增高和／或细胞外 K^+ 浓度增高时 Na^+ 泵就被激活，将细胞外 K^+ 运至细胞内，同时将细胞内 Na^+ 运至细胞外，从而形成和保持细胞内高 K^+ 和细胞外高 Na^+ 的不均衡离子分布（图2-4）。据测定，正常状态下，细胞内 K^+ 的浓度为细胞外液中的 30 倍以上，而细胞外液的 Na^+ 浓度为细胞内的 10 倍以上。这种细胞内外 Na^+、K^+ 分布的不均衡性正是维持细胞正常兴奋性的离子基础。

四、入胞和出胞

大分子物质或物质团块通过出胞和入胞通过细胞膜。入胞（endocytosis）是指大分子或物质团块从细胞外进入细胞内的过程（图2-5），包括吞噬和吞饮两种形式。固体物质的入胞过程称为吞噬，如粒细胞吞噬细菌的过程；液态物质的入胞过程称为吞饮，如小肠上皮对营养物质的吸收。大分子物质或物质团块通过细胞膜的运动从细胞内到细胞外的过程称为出胞（exocytosis）（图2-5）。出胞主要见于腺细胞的分泌活动以及神经递质的释放。

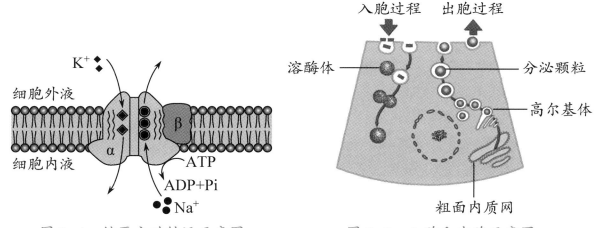

图 2-4　钠泵主动转运示意图　　　　图 2-5　入胞和出胞示意图

第二节　细胞膜的受体功能

受体(receptor)是指细胞膜或细胞内,能与信号物质进行特异性结合而发挥信号转导作用的特殊蛋白质。受体按其所在部位的不同,分为细胞膜受体、胞质受体和核受体,其中膜受体占绝大多数。

受体的基本功能有:①能识别和结合某些特殊化学物质(信号物质如神经递质、激素、细胞因子等),从而保持细胞对特殊化学物质的高度敏感性和不受其他化学物质的干扰,使信息传递准确、可靠。②能转导化学信息至膜内,引起细胞产生生理效应。

神经末梢释放的递质和内分泌腺分泌的激素,必须与膜受体结合,通过跨膜信号转导将信息传递到膜内,才能发挥调节作用。根据膜受体的结构和功能特性,跨膜信号转导的路径大致可分为三类,即离子通道型受体介导的信号转导、G蛋白耦联受体介导的信号转导和酶联型受体介导的信号转导。

第三节　细胞的生物电现象

生物活细胞无论在安静或活动时,都存在着电活动,这种电活动称为生物电现象。生物电主要发生在细胞膜的两侧,因此也称为跨膜电位,简称膜电位,主要包括静息电位和动作电位。

 前沿知识

生物电的临床应用

人体器官和功能活动的改变可以通过其生物电反映出来,因此临床上常用生物电监测对相关疾病进行诊断,其中最常见的是心电图,还有脑电图、肌电图、眼电图(视网膜电图)、耳蜗电图、胃电图等。利用生物电现象还可以治疗某些神经和肌肉的疾病,如心脏中神经和肌肉的传导有阻碍时,可以用电脉冲发生器来直接刺激心肌以代替心脏原来的功能,这就是心脏起搏器。又如,用可控的脉冲刺激可以控制膀胱排尿、瘫痪肢体的运动,用生物电阻抗法测定人体组成,用电脉冲来抑制疼痛等。

在生物体内,电现象和电活动是无所不在的。研究各种生物和人的正常生理、生化、遗传、发育、病理、药理、医学诊断和治疗的各个领域,都涉及生物电或电对生物的作用。随着科学技术的发展,生物电已应用于航空、医学和仿生学等多个领域。如宇航中采用的"生物太阳电池",就是利用细菌生命过程中转换的电能,提供了比硅电池效率高得多的能源。可以预见生物电在医学、仿生、信息控制、能源等领域将会不断开发其应用范围。如电脉冲基因直接导入、电场加速作物生长、癌症的电化学疗法、电化学控制药物释放、在体研究的电化学方法、血栓和心血管疾病的电化学研究、骨骼的电生长、生物电池等。

一、静息电位及产生机制

（一）静息电位

静息电位（resting potential，RP）是指细胞在未受刺激的状态下，存在于细胞膜两侧的电位差。测量显示膜内电位低于膜外，细胞膜内外存在电位差（图 2-6）。把膜外电位设定为 0，膜内电位则为负值，静息电位用膜内电位表示，所以，静息电位是负值。大多数细胞的静息电位都为 −100~−50mV。例如神经细胞的静息电位约为 −70mV，骨骼肌细胞的静息电位约为 −90mV，而红细胞的静息电位约为 −10mV。

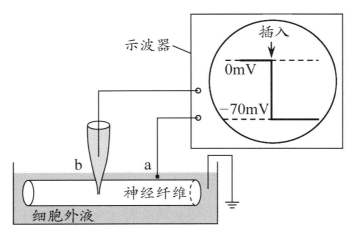

图 2-6　神经纤维静息电位测定示意图
a. 参考电极；b. 测量电极。

细胞在安静状态下，膜外带正电、膜内带负电的状态，称为极化（polarization）。膜两侧电位差增大称为超极化；膜两侧电位差减小称为去极化；膜两侧由内负外正变为内正外负时称为反极化；细胞去极化或反极化后，再恢复到极化状态，称为复极化。

极化状态与静息电位是同一现象的两种表述方式，它们都是细胞处于静息状态的标志。极化状态表达的是膜两侧电荷分布的情况，静息电位表达的是膜两侧的电位差。

（二）静息电位的产生机制

1. 静息电位产生的两个前提条件　①细胞内外某些离子的分布不均衡（表 2-1）。②细胞膜在不同状态下对离子的通透性不同。在安静状态下，膜对 K^+ 的通透性较大（K^+ 通道开放），对 Na^+ 和 Cl^- 的通透性很小（Na^+ 通道、Cl^- 通道关闭），而对膜内大分子 A^- 没有通透性。

2. 静息电位的产生过程　细胞膜内外离子浓度差是促进离子跨膜移动的动力。K^+ 顺着浓度差由细胞内向细胞外扩散。带正电荷的 K^+ 外流时必然吸引带负电荷的 A^- 同行,但因膜对其无通透性而被阻隔在膜内,使膜外正电荷增多,膜内负电荷增多,形成了内负外正的电位差。由这种电位差形成的电场力对 K^+ 的继续外流构成阻力(膜内负电场吸引 K^+,膜外正电场排斥 K^+)。当促使 K^+ 外流的动力(浓度差)与阻止 K^+ 外流的阻力(电位差)达到平衡时,K^+ 的净外流停止,使膜内外的电位差稳定在一个固定的数值,即静息电位。因此,静息电位主要是 K^+ 外流所形成的电 – 化学平衡电位,所以又称 K^+ 平衡电位。

表 2–1   哺乳动物骨骼肌细胞内外离子的浓度和流动趋势

主要离子	离子浓度 /(mmol·L^{-1})		离子流动趋势
	细胞内	细胞外	
Na^+	12	145	外向内
K^+	155	4	内向外
Cl^-	4	120	外向内
A^-(蛋白质)	155		内向外

二、动作电位及产生机制

(一)动作电位

细胞接受刺激时,在静息电位基础上产生的一次快速的、可扩布性的电位变化,称为动作电位(action potential,AP)。动作电位是细胞兴奋的标志。

不同细胞的动作电位具有不同的形态。以神经纤维为例,动作电位波形由上升支(去极化)和下降支(复极化)组成(图 2–7)。当细胞受到刺激兴奋时,膜电位首先从 –70mV 迅速去极化至 +30mV,形成动作电位的上升支(去极化),随后迅速复极至静息电位水平,形成动作电位的下降支(复极化),两者共同形成尖峰状的电位变化,称为锋电位(spike potential)。锋电位是动作电位的主要组成部分,具有动作电位的主要特征。整个动作电位历时短暂,不超过 2ms。

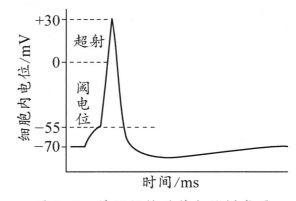

图 2–7   神经纤维动作电位模式图

(二)动作电位的产生机制

当细胞受到刺激产生兴奋时,首先是受刺激部位细胞膜上少量的 Na^+ 通道开放,Na^+ 少量内流,使膜发生局部去极化,当膜去极化达到某一临界电位值时,膜上 Na^+ 通道突然大量开放,在浓度差和电位差双重力推动下,细胞外的 Na^+ 快速、大量内流,细胞内正电荷迅速增加,使膜电位迅速升高至 0,进而出现内正外负的反极化状态,此时由电位差形成的电场力对 Na^+ 的继续内流构成阻力。当促使 Na^+ 内流的动力(浓度差)与阻止 Na^+ 内流的阻力(电位差)达到平衡时,Na^+ 内流停止,动作电位达到最大幅度(即 Na^+ 的平衡电位),形成动作电位的上升支。随后,Na^+ 通道迅速关闭,Na^+ 内流停止,K^+ 通道开放,K^+ 顺着浓度差和电位差快速外流,细胞内正电荷迅速减少,膜电位迅速下降,直至恢复到静息电位水平,形成动作电位的下降支。

因此,动作电位的上升支是由于 Na^+ 大量快速内流形成的电 – 化学平衡电位。动作电位的下降支是由于 K^+ 快速外流形成。

动作电位发生之后,膜电位虽已恢复,但膜内外的离子分布尚未恢复,此时,细胞内 Na^+ 浓度和细胞外 K^+ 浓度增高,使细胞膜上钠泵被激活,将膜内 Na^+ 泵出,同时将膜外 K^+ 泵入,恢复动作电位之前的细胞内外的离子分布,从而维持细胞的正常兴奋性。

(三)动作电位的产生条件和传导

1. 动作电位的产生条件　实验证明,引起细胞产生动作电位的有效刺激必须能使膜发生去极化,而且还要有足够强度,使膜去极化过程达到某一临界电位值,引起膜上 Na^+ 通道突然大量开放,Na^+ 大量内流,从而触发动作电位。这个能够引起细胞膜上 Na^+ 通道突然大量开放的临界膜电位数值称为阈电位(threshold potential)。要引起组织兴奋,刺激必须使膜去极化达到这个临界值,因此,静息电位去极化达到阈电位是产生动作电位的必要条件。神经纤维的阈电位约为 -55mV。细胞兴奋性的高低与细胞的膜电位和阈电位之间的差值成反比关系,即差值越大,细胞的兴奋性越低;差值越小,细胞的兴奋性越高。

阈电位与阈强度是两个不同的概念。阈电位是细胞膜上 Na^+ 通道突然大量开放的临界膜电位值;而阈强度则是使膜去极化达到阈电位的刺激强度。阈刺激和阈上刺激引起膜去极化只是使膜电位从静息电位达到阈电位水平,而动作电位的爆发则是膜电位达到阈电位后其本身进一步去极化的结果,与刺激的强度没有直接关系。

2. 动作电位的传导

(1) 传导原理——局部电流学说:动作电位一旦在细胞膜的某一点发生,就会沿着整个细胞膜扩布,传遍整个细胞。

以无髓神经纤维为例,当细胞膜的某一点受刺激而兴奋时,兴奋点产生动作电位,形成内正外负的反极化状态,与相邻的未兴奋点之间产生了电位差,从而引起电荷移动,形成局部电流。通过局部电流形成对未兴奋点的有效刺激,使未兴奋点去极化,当去极化达到阈电位水平时,触发新的动作电位产生,使它转变为新的兴奋点。局部电流依次向周围扩布,表现为动作电位在整个细胞膜上的传导(图 2-8)。动作电位在同一细胞上的扩布称为传导。动作电位在神经纤维上的传导,又称为神经冲动。

兴奋在无髓神经纤维上的传导和有髓神经纤维有所不同(图 2-8)。无髓神经纤维动作电位的传导是从兴奋点依次传遍整个细胞膜,是连续式传导,传导速度较慢。而有髓神经纤维由于髓鞘具有绝缘性,动作电位只能在郎飞结处产生,兴奋只能从一个郎飞结传到下一个郎飞结,称为跳跃式传导,传导速度快。

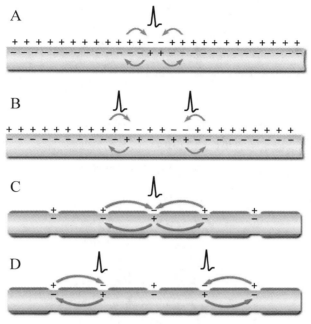

图 2-8 动作电位在神经纤维上的传导示意图
A、B:动作电位在无髓神经纤维上的传导;
C、D:动作电位在有髓神经纤维上的传导。

(2) 传导特点:①不衰减性,动作电位幅度不会因传导距离加大而减小。②"全或无"现象,即动作电位要么不产生(无),一旦产生就达到最大(全),其幅度不随刺激强度增加而增大。③双向传导,刺激神经纤维的中段,产生的动作电位可沿细胞膜向两端传导。

第四节 肌细胞的收缩功能

 案例

病人女,39 岁,右侧眼睑下垂 5d 余,四肢无力、行走困难,呼吸及吞咽困难。入院诊断:重症肌无力。医生给予病人肌内注射新斯的明 1mg,30min 后,眼睑能上抬,病情好转。

请问:1. 病人为什么出现眼睑下垂、四肢无力等症状?

2. 医生为什么给予病人肌内注射新斯的明?

人体各种运动,主要是靠肌肉的收缩来完成的。如:肢体运动和呼吸运动由骨骼肌收缩完成;心脏的射血由心肌收缩完成;胃肠、膀胱、子宫、支气管等器官的运动由平滑肌收缩完成。不同肌组织在结构和功能上虽各有不同,但收缩的基本形式和原理相似。本节以骨骼肌为例,讨论肌细胞收缩的基本知识。

一、神经－肌肉接头处的兴奋传递

在机体内,骨骼肌的收缩是在躯体运动神经支配下完成的,运动神经纤维的神经冲动通过神经－肌肉接头,将兴奋传至骨骼肌,使骨骼肌兴奋和收缩。

（一）神经－肌肉接头的结构

神经－肌肉接头是指运动神经末梢与骨骼肌细胞相互接触并传递信息的部位,由接头前膜、间隙和接头后膜三部分组成(图2-9)。

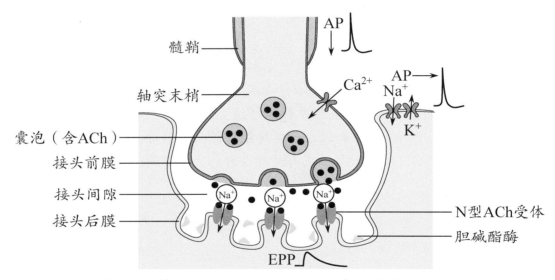

图 2-9　神经－肌肉接头的结构及其传递过程示意图

1. 接头前膜　是运动神经末梢嵌入肌细胞膜的部位,含有大量的囊泡,称为接头小泡,小泡内含有神经递质即乙酰胆碱(acetylcholine,ACh)。

2. 接头间隙　是接头前膜与后膜之间的间隙,间隔约 50nm,充满细胞外液。

3. 接头后膜　是与接头前膜相对应的肌细胞膜,又称终板膜。后膜上含有胆碱受体,在终板膜外侧有胆碱酯酶,胆碱酯酶可将 ACh 分解为胆碱和乙酸。

（二）神经－肌肉接头处的兴奋传递过程

当神经纤维传来的动作电位到达神经末梢时,接头前膜发生去极化,膜上电压门控 Ca^{2+} 通道瞬间开放,Ca^{2+} 从细胞外液流入轴突末梢内,使末梢轴浆内 Ca^{2+} 浓度升高,启动突触囊泡的出胞机制,将囊泡内的 ACh 排放到接头间隙,扩散至终板膜,并立即与终板膜上的 N 型胆碱受体结合并使之激活,使离子通道开放,导致 Na^+ 和 K^+ 的跨膜流动,Na^+ 内流超过 K^+ 外流,使终板膜两侧电位差减小,引起终板膜去极化,称为终板电位(end plate potential，EPP）。邻近肌细胞膜受到终板电位的影响去极化达到阈电位时，会使肌膜爆发动作电位，并迅速传遍整个肌膜，引起肌细胞兴奋收缩（图2-9）。ACh在刺激终板膜产生终板电位的同时，可被终板膜外侧的胆碱酯酶迅速分解，所以EPP的持续时间仅几毫秒。

神经－肌肉接头处的兴奋传递易受环境因素变化的影响。骨骼肌神经－肌肉接头是许多药物和病理因素作用的靶点。筒箭毒和α银环蛇毒可特异性阻断终板膜上的ACh受体通道，使神经－肌肉接头传递的功能丧失，肌肉松弛，因而常用作实验研究中的工具药；临床上常用筒箭毒类化合物作为肌肉松弛剂。在一些自身免疫性疾病，如重症肌无力，由于体内的自身抗体使终板膜上的ACh受体通道遭受破坏，结果使ACh的作用被阻断；新斯的明等胆碱酯酶抑制剂，可通过抑制胆碱酯酶增加ACh在接头间隙的浓度，因而能改善肌无力病人的症状。

有机磷农药中毒则是由于胆碱酯酶和药物结合形成难以水解的磷酰化胆碱酯酶，使胆碱酯酶丧失活性，失去水解ACh的能力，造成ACh在接头间隙内大量蓄积，激动胆碱受体引起中毒症状。而氯解磷定能恢复胆碱酯酶的活性，是治疗有机磷农药中毒的特效解毒药。

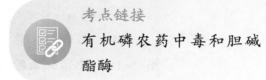
考点链接
有机磷农药中毒和胆碱酯酶

二、骨骼肌的收缩原理

（一）骨骼肌细胞的微细结构

1. 肌原纤维和肌节　骨骼肌由许多肌细胞组成，每个肌细胞内都含有上千条直径1~2μm的肌原纤维。每条肌原纤维沿长轴呈现规律的明、暗交替，分别称为明带和暗带。暗带的中央有一段相对较亮的区域，称为H带，H带的中央，即暗带的中央，有一条横向的线，称为M线；明带中央也有一条线，称为Z线。每两个相邻Z线之间的区域称为一个肌节（sarcomere），是肌肉收缩和舒张的基本单位（图2-10）。

肌原纤维之所以出现明带和暗带，是由于肌节中含有两套不同的肌丝。直径约10nm的粗肌丝位于暗带，中间有细胞骨架蛋白将它们固定，形成M线；明带内含有直径约5nm的细肌丝，它的一端锚定在Z盘的骨架结构中，另一端插入暗带的粗肌丝之间，所以暗带中除粗肌丝外，也含有来自两侧Z线的细肌丝，M线两侧没有细肌丝插入的部分，形成较明亮的H带。

2. 肌丝的分子组成及作用　粗肌丝主要由肌球蛋白（也称肌凝蛋白）分子构成。每个肌球蛋白分子呈豆芽状（图2-11）。肌球蛋白的杆状部分朝向M线平行排列，形成粗肌丝的主干；球形的头部连同与它相连的一小段称作"桥臂"的杆状部分，一起由肌丝中向外伸出，形成横桥（cross-bridge）（图2-11）。横桥有两个特性：①可以和细肌丝上的肌动蛋白分子呈可逆性结合。②具有 ATP 酶的作用。横桥与肌动蛋白分子结合后被激活后,分解 ATP 酶获得能量,使横桥向 M 线方向扭动,是肌丝滑行的动力。

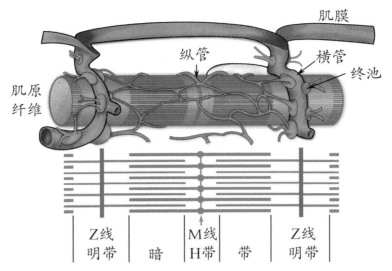

图 2-10　骨骼肌细胞的肌原纤维和肌管系统模式图

细肌丝由 3 种蛋白构成,即肌动蛋白(也称肌纤蛋白)、原肌球蛋白(也称原肌凝蛋白)和肌钙蛋白(图 2-11)。静息时,原肌球蛋白和肌动蛋白紧密相连,将原肌球蛋白保持在遮盖肌动蛋白上结合位点的位置,即原肌球蛋白分子能阻止肌动蛋白分子与横桥头部结合,产生位阻效应。肌钙蛋白为调节蛋白,可与 Ca^{2+} 可逆性结合。当肌质内 Ca^{2+} 浓度升高时,将促进肌钙蛋白与 Ca^{2+} 结合,使其发生构象变化,牵拉原肌球蛋白分子移动,从而暴露出肌动蛋白上的结合位点,引发横桥与肌动蛋白的结合,解除位阻效应。

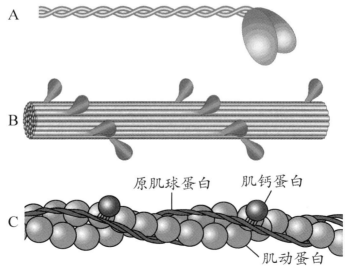

图 2-11　肌丝分子结构示意图
A. 肌球蛋白;B. 粗肌丝;C. 细肌丝。

3. 肌管系统　肌管系统指包绕在每一条肌原纤维周围的膜性囊管状结构,由两个不同走向且互不相通的小管网组成。分为横管系统和纵管系统(图 2-10)。横管(又称 T 管),由肌膜向内凹陷并向细胞深部延伸而形成,是走行方向与肌原纤维垂直的管道。纵管(又称 L 管),是走行方向与肌原纤维平行的管道,互相吻合成网,包绕在肌原纤维周围,也称为肌质网。肌质网在 Z 线附近与 T 管相靠近的部分膨大,称为终池(terminal cisterna),内有大量的 Ca^{2+} 储存,其膜上有钙泵。T 管与其两侧的终池合称为三联管结构。

(二)肌丝滑行学说

目前公认的骨骼肌收缩机制是肌丝滑行学说。该学说认为,肌纤维收缩并不是肌纤维中肌丝本身的缩短或卷曲,而是细肌丝在粗肌丝之间滑行的结果。肌丝滑行使肌节长度缩短,肌纤维收缩。

肌纤维处于静息状态时,原肌球蛋白遮盖肌球蛋白上与横桥结合的位点,横桥无法与位点结合。当肌纤维兴奋时,终池内的 Ca^{2+} 进入肌质,致使肌质中 Ca^{2+} 浓度升高,Ca^{2+} 与肌钙蛋白结合,引发横桥与肌动蛋白结合。横桥一旦与肌动蛋白结合,便激活横桥上的 ATP 酶,使 ATP 分解释放能量,使横桥发生扭动,牵拉细肌丝向 M 线肌节中心方向滑行(图 2-12),结果是肌节缩短,肌纤维收缩。

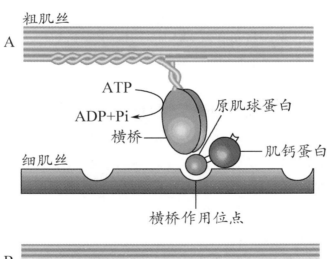
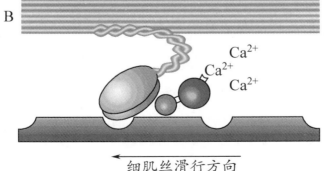

图 2-12　肌丝滑行机制示意图
A. 肌肉舒张;B. 肌肉收缩。

当肌质中 Ca^{2+} 浓度降低时,肌钙蛋白与 Ca^{2+} 分离,原肌球蛋白又回归原位将肌动蛋白上的结合点掩盖起来。横桥停止扭动,与肌动蛋白脱离,细肌丝滑出,肌节恢复原长度,表现为肌纤维舒张。

三、兴奋－收缩耦联

在人体,骨骼肌受躯体运动神经支配。当神经冲动经运动终板传至肌纤维时,肌膜产生动作电位,可沿横管膜迅速传到三联管,使终池膜上 Ca^{2+} 通道开放,终池内的 Ca^{2+} 释放入肌质中,导致肌质中 Ca^{2+} 浓度升高,引发上述肌丝滑行过程,肌细胞收缩。

肌纤维兴奋时,首先在肌膜上产生动作电位,然后才触发肌细胞收缩。肌纤维动作电位引发机械收缩的中介过程,称为兴奋－收缩耦联。

当神经冲动停止时,肌膜及横管膜电位恢复,终池膜上 Ca^{2+} 通道关闭,同时终池膜上 Ca^{2+} 泵将 Ca^{2+} 泵回终池贮存,肌质中 Ca^{2+} 浓度降低,引起肌细胞舒张。由此可见,实现兴奋－收缩耦联的结构基础是三联管,Ca^{2+} 是兴奋－收缩耦联的关键物质。

四、骨骼肌的收缩形式

骨骼肌收缩是指肌肉张力增加和／或肌肉长度缩短的机械变化,其收缩形式有以下几种。

（一）等长收缩和等张收缩

1. 等长收缩　是指肌肉收缩时,长度不变而张力增加。
2. 等张收缩　是指肌肉收缩时,张力不变而长度缩短。

人体骨骼肌的收缩大多数情况下为混合形式,没有单纯的等长或等张收缩。如在维持身体姿势时,有关的骨骼肌以产生张力为主,偏于等长收缩;而肢体自由运动时,有关的骨骼肌以长度缩短为主,偏于等张收缩。

（二）单收缩和强直收缩

1. 单收缩　肌肉受到一次有效刺激,引起一次收缩,称为单收缩(图 2-13)。

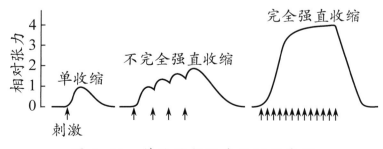

图 2-13　单收缩与强直收缩示意图

2. 强直收缩　骨骼肌受到连续刺激时产生的持续的收缩状态，称为强直收缩。依据刺激频率的不同，可分为两种形式。①不完全强直收缩：连续刺激时，新刺激落在前一次收缩的舒张期内，收缩曲线呈锯齿状（图2-13）。②完全强直收缩：提高刺激频率，新刺激落在前一次收缩的收缩期内，会出现收缩的叠加现象，收缩曲线呈一平直线（图2-13）。据测定，完全强直收缩的肌张力可达单收缩的3~4倍，因而可产生强大的收缩效果。正常情况下，人体内骨骼肌的收缩都属于强直收缩，这是因为躯体运动神经传到骨骼肌的兴奋冲动都是快速连续的。

本章小结

细胞是人体的基本结构和功能单位，细胞的活动是人体一切生命活动的基础。物质通过细胞膜的方式有单纯扩散、易化扩散、主动转运、入胞和出胞。生物活细胞无论在安静或活动时，都存在着电活动，这种电活动称为生物电现象。生物电主要发生在细胞膜的两侧，称为跨膜电位，包括静息电位和动作电位。静息电位是 K^+ 外流所形成的电-化学平衡电位。动作电位是细胞兴奋的标志，波形由上升支（去极化）和下降支（复极化）组成，上升支是由于 Na^+ 内流形成，下降支是由于 K^+ 外流形成。静息电位去极化达到阈电位是产生动作电位的必要条件。动作电位的传导具有三个特点：不衰减性、"全或无"现象、双向传导。人体各种运动，主要是靠肌肉的收缩来完成的，骨骼肌的收缩是在躯体运动神经支配下完成的，神经冲动通过神经-肌肉接头，将兴奋传至骨骼肌，使骨骼肌收缩。神经-肌肉接头由接头前膜、间隙和接头后膜三部分组成。神经-肌肉接头处的兴奋传递易受环境因素变化的影响，是许多药物和病理因素作用的靶点。肌纤维兴奋时，首先在肌膜上产生动作电位，然后才触发肌细胞收缩。肌纤维收缩是细肌丝在粗肌丝之间滑行的结果，肌丝滑行使肌节长度缩短，肌纤维收缩。肌纤维动作电位引发机械收缩的中介过程，称为兴奋-收缩耦联。实现兴奋-收缩耦联的结构基础是三联管，Ca^{2+} 是兴奋-收缩耦联的关键物质。骨骼肌收缩形式有等长收缩和等张收缩、单收缩和强直收缩，正常情况下，人体内骨骼肌的收缩都属于强直收缩。

（吴春生）

目标测试

一、名词解释

1. 受体　　　　　2. 静息电位　　　　　3. 动作电位

4. 阈电位　　　　5. 兴奋-收缩耦联

二、问答题

1. 简述细胞膜物质转运的方式。
2. 简述静息电位和动作电位的产生机制。
3. 简述动作电位传导的特点。
4. 简述兴奋 – 收缩耦联的过程。

三、选择题

1. O_2 和 CO_2 在细胞膜上的扩散方式是（　　　）

    A. 单纯扩散　　　　　　B. 通道转运　　　　　　C. 载体转运

    D. 主动转运　　　　　　E. 入胞与出胞

2. 静息电位绝对值增大称为（　　　）

    A. 去极化　　　　　　　B. 复极化　　　　　　　C. 超极化

    D. 反极化　　　　　　　E. 极化

3. 静息电位的产生是由于（　　　）所形成

    A. K^+ 外流　　　　　　B. Na^+ 内流　　　　　　C. Ca^{2+} 内流

    D. Na^+ 外流　　　　　　E. K^+ 内流

4. 动作电位上升支是由于（　　　）所形成

    A. K^+ 内流　　　　　　B. K^+ 外流　　　　　　C. Na^+ 外流

    D. Na^+ 内流　　　　　　E. Ca^{2+} 内流

5. 有机磷农药中毒时，病人骨骼肌震颤或抽搐主要是由于（　　　）

    A. 胆碱酯酶活性增强　　　　　　B. 胆碱酯酶活性降低

    C. ACh 释放增加　　　　　　　D. ACh 释放减少

    E. 神经 – 肌肉接头阻滞

6. 神经 – 肌肉接头处的接头前膜含有的化学递质是（　　　）

    A. 肾上腺素　　　　　　B. 乙酰胆碱　　　　　　C. 多巴胺

    D. 5– 羟色胺　　　　　　E. 去甲肾上腺素

7. 在骨骼肌兴奋 – 收缩耦联过程中起关键作用的离子是（　　　）

    A. Na^+　　　　　　　　B. Cl^-　　　　　　　　C. K^+

    D. Ca^{2+}　　　　　　　E. H^+

第三章 | 血 液

03 章 数字资源

血液是由血细胞和血浆组成的、充满于心血管系统的红色流体组织，在心脏的活动作用下周而复始地循环流动。血液具有运输、调节和免疫防御功能，对维持机体内环境稳态发挥重要作用。

第一节 血液的组成及理化特性

一、血液的组成

血液由血浆以及悬浮于其中的各类血细胞组成。血细胞分为红细胞、白细胞和血小板三类。取一定量的血液，经抗凝剂（如加入枸橼酸钠）处理后，在离心机中离心沉淀，由于血浆与血细胞的比重不同，离心后血液被分为三层，上层淡黄色的液体是血浆，下层为不透明深红色的是红细胞，中间是一薄层灰白色的白细胞和血小板（图3-1）。

血细胞占全血容积的百分比称为血细胞比容（hematocrit）。除红细胞外，其他血细胞数量很少，常可忽

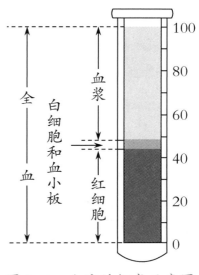

图 3-1 血液的组成示意图

略不计,故血细胞比容又称红细胞比容。正常成年男性为40%~50%,女性为37%~48%,新生儿约为55%。临床上测定血细胞比容,有助于判断贫血的类型与程度。

血浆(blood plasma)是由91%~92%的水和8%~9%的溶质组成的混合溶液。溶质主要为血浆蛋白(表3-1)、电解质、非蛋白有机物等。正常情况下,血浆各种成分的含量在一定范围内波动,保持相对恒定。但患病时,血浆中的某些化学成分含量则会高于或低于这一范围。因此,临床上对血浆成分的测定有助于某些疾病的诊断。

表 3-1　正常成人血浆蛋白含量及主要生理作用

蛋白名称	正常含量 /$(g \cdot L^{-1})$	主要生理作用
白蛋白(A)	40~50	(1)形成血浆胶体渗透压,维持血管内外水分平衡 (2)其分解产生的氨基酸可作为合成蛋白质的原料 (3)运输 (4)缓冲酸碱变化
球蛋白(G)	20~30	(1)参与机体的免疫功能 (2)有利于脂类物质、某些激素和脂溶性维生素的运输
纤维蛋白原	2~4	参与血液凝固

二、血　量

人体内血液的总量称为血量(blood volume),是血浆量和血细胞量的总和。正常成年人的血量占体重的7%~8%,即每千克体重70~80ml血量,其中人体约90%的血液在心血管中流动,称为循环血量;另有约10%的血液滞留在肝、脾、肺、肠系膜、皮下静脉等处,称为储存血量。机体在剧烈运动、情绪紧张或大量失血等应急状态下,储存血量可以释放进入循环,补充循环血量的不足。相对稳定的血量是维持机体正常生命活动的重要保证。只有血量相对稳定才能使机体的血压维持正常水平,保证全身各器官、组织的血液供应。

三、血液的理化特性

(一) 颜色

血液的颜色取决于红细胞内血红蛋白的颜色。动脉血由于含氧合血红蛋白较多,呈鲜红色;静脉血含还原血红蛋白较多,呈暗红色。血浆因含少量胆红素,呈淡黄色。空腹时血浆清澈透明,进食后,尤其摄入脂类食物,血浆因悬浮有脂蛋白微粒而变得混浊,这会妨碍血浆中一些成分检测的准确性。因此,临床进行某些血液成分检测时,要求空腹采血。

（二）比重

全血的比重为 1.050~1.060，血液中红细胞数越多则全血比重越大。血浆的比重为 1.025~1.030，血浆中蛋白质含量越高则血浆比重越大。利用红细胞和血浆比重的差异，可以测定血细胞比容及红细胞沉降率。可通过测定全血或血浆比重间接估算红细胞数量和血红蛋白含量。

（三）黏滞性

血液的黏滞性来源于血液中血细胞、血浆蛋白等分子或颗粒之间的摩擦。全血的相对黏滞性为水的 4~5 倍，主要决定于所含的红细胞数量。血浆的黏滞性是水的 1.6~2.4 倍，主要决定于血浆蛋白质的含量。严重贫血病人红细胞数减少，血液黏滞性降低；在人体内因某种疾病使微循环血流速度显著减慢时，红细胞在血管中可叠连，使血液的黏滞性增大，血流阻力增加，影响循环的正常进行。

（四）渗透压

1. 渗透现象和渗透压　　两种不同浓度的溶液被半透膜（有选择性地让水分子通过，而阻止比水分子大的颗粒通过）隔开，水分子从低浓度溶液向高浓度溶液中移动，直到浓度相等为止，这种现象称为渗透现象。渗透压（osmotic pressure）是指溶液中的溶质吸引水分子透过半透膜的能力。渗透压越大，保留和吸引水分子的能力就越强。渗透压是溶液的一种基本特征，其大小与溶质颗粒数目的多少成正比，而与溶质的种类及颗粒的大小无关。

2. 血浆渗透压的组成及正常值　　正常人体血浆总渗透压约为 5 790mmHg（300mmol/L），包括血浆晶体渗透压和血浆胶体渗透压。其中血浆晶体渗透压占血浆渗透压的 99% 以上，主要来自溶解于其中的晶体物质，如 NaCl、葡萄糖、尿素等，其中 80% 来自 Na^+ 和 Cl^-。血浆胶体渗透压由血浆蛋白形成（以白蛋白为主）。

3. 血浆渗透压的作用　　由于红细胞膜和毛细血管壁是具有不同通透性的半透膜，因此，血浆晶体渗透压和胶体渗透压表现出不同的生理作用（图 3-2）。

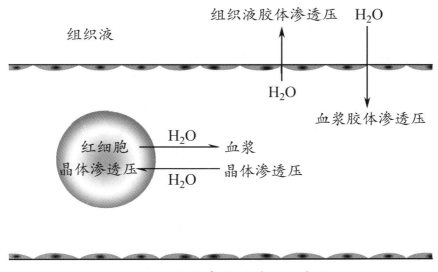

图 3-2　血浆渗透压作用示意图

正常状态下细胞膜内、外的渗透压基本相等,细胞膜允许水分子通过,而血浆中晶体物质大部分不易通过细胞膜,在细胞内外形成一定的浓度差,产生相对稳定的晶体渗透压,对维持细胞内外水的平衡以及细胞的正常形态和功能起着重要作用。临床常用的各种溶

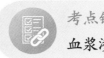

考点链接
血浆渗透压的作用

液的渗透压与血浆渗透压相等,称为等渗溶液,高于或低于血浆渗透压的则相应地称为高渗或低渗溶液。例如:将正常红细胞悬浮于在高渗溶液中,高渗溶液吸引水的能力相对较强,红细胞内的水分将外渗而使红细胞发生皱缩。

血浆与组织液中晶体物质的浓度几乎相等,所以它们的晶体渗透压也基本相等。由于血浆蛋白一般不易透过毛细血管壁,在血管内外形成胶体渗透压差,对维持血管内外水的平衡和血浆容量的相对稳定有重要作用。

（五）酸碱度

正常人的血浆的 pH 为 7.35~7.45。血浆的酸碱平衡主要决定于血浆中缓冲对的缓冲作用,最重要的缓冲对为 $NaHCO_3/H_2CO_3$。若体内酸性或碱性物质产生过多,超过了血液缓冲对的缓冲能力时,血浆 pH 的变化则超过正常变动范围,将会影响组织细胞的正常生理活动。血浆 pH 低于 7.35 为酸中毒,高于 7.45 为碱中毒。如果血浆 pH 低于 6.9 或高于 7.8,将危及生命。

考点链接
机体调节酸碱平衡最迅速的途径

血液缓冲系统作用快,是最迅速的酸碱平衡调节途径,但最终还需要通过肺、肾将过多的酸碱物质排出。

第二节　血　细　胞

案例

病人女,40 岁,近 2 年来病人时常活动后心悸,伴面色苍白,神疲乏力,头晕,视目昏花,精神不集中,食欲减退,腹泻等症状。经诊断为缺铁性贫血。

请问:1. 贫血病人为什么会感到头晕乏力?

2. 她贫血的原因是什么?你知道还有哪些原因也可引起贫血吗?

血细胞包括红细胞、白细胞和血小板三类细胞,它们均起源于造血干细胞。在个体发育过程中,造血中心不断迁移。由胚胎发育早期的卵黄囊造血到第二个月开始肝、脾造血,到第五个月以后,骨髓开始造血并逐渐增强。出生后,血细胞几乎都在骨髓生成,但

在造血需求增加时,骨髓外造血组织仍具有一定的代偿作用。儿童到 4 岁以后,由于骨髓腔的增长速度已超过了造血组织增长的速度,多余的骨髓腔被脂肪组织填充。到 18 岁左右,只有椎骨、肋骨、胸骨、颅骨和长骨近端骨骺等处有造血骨髓,总量可完全满足正常造血需要。若成年人出现骨髓外造血,已无代偿的意义,而是造血功能紊乱的表现。

一、红 细 胞

（一）红细胞的形态、数量与功能

1. 形态　正常成熟的红细胞(red blood cell,RBC)呈双凹圆盘形,周边较厚,中央较薄,无核,细胞质内含大量的血红蛋白,直径为 7~8μm。

2. 数量　红细胞是血液中数量最多的细胞,我国成年男性红细胞正常值为 $(4.0 \sim 5.5) \times 10^{12}/L$,女性为 $(3.5 \sim 5.0) \times 10^{12}/L$,新生婴儿的红细胞数可达 $(6.0 \sim 7.0) \times 10^{12}/L$。红细胞内血红蛋白的含量,成年男性正常值为 120~160g/L,女性为 110~150g/L,新生儿为 170~200g/L。生理情况下,红细胞数量和血红蛋白浓度还会随生活环境、机体功能状态的不同而有一定的差异。如高原居民高于平原居民,经常参加劳动和体育锻炼者高于劳动少和不爱运动者,儿童低于成人,新生儿高于成人。若血液中红细胞数量或血红蛋白含量低于正常值,则称为贫血。

3. 功能　红细胞的主要生理功能是运输 O_2 和 CO_2,并能缓冲血液酸碱度变化。这些功能都是依靠血红蛋白实现的。一旦红细胞破裂溶血,血红蛋白逸出,将丧失其功能。

（二）红细胞生理特性

1. 红细胞的可塑变形性　红细胞在全身血管中循环运行,常要挤过直径比它小的毛细血管和血窦间隙,这时红细胞将发生卷曲变形,通过后又恢复原状,这种变形能力称为可塑变形性(图 3-3)。衰老受损的红细胞和球形红细胞变形能力常降低。

2. 红细胞的渗透脆性　红细胞在低渗溶液中发生膨胀、破裂和溶血的特性,称为红细胞的渗透脆性。将红细胞置于 0.9%

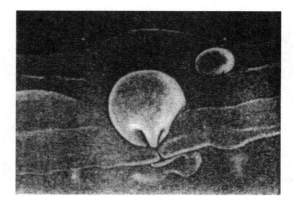

图 3-3　红细胞挤过脾窦内皮细胞裂隙

NaCl 等渗溶液中,红细胞保持正常大小和形态,若将红细胞置于 0.6%~0.8% NaCl 溶液中,会膨胀变形;若将红细胞置于 0.40%~0.45% NaCl 溶液中时,开始有部分的红细胞破裂溶血;若将红细胞置于 0.35% 及以下的 NaCl 溶液中时,则会全部溶血。这一现象说明红细胞对低渗溶液具有一定的抵抗力,这种抵抗力大小用渗透脆性表示。渗透脆性大,表明红细胞对低渗溶液的抵抗力小;反之,抵抗力大。生理情况下,衰老的红细胞对低渗盐溶液的抵抗力小,即渗透脆性大;而新生的红细胞抵抗力大,即渗透脆性小。测定红细胞渗透脆性有助于某些疾病的诊断,如遗传性球形红细胞增多症的病人红细胞渗透脆性增大。

3. 红细胞的悬浮稳定性 生理状态下,红细胞在血浆中保持悬浮而不易下沉的特性,称为红细胞的悬浮稳定性。将与抗凝剂混匀的血液静置于一血沉管中,红细胞由于比重较大,将因重力而下沉,但正常情况下下沉十分缓慢。通常以第 1 小时末红细胞下沉的距离来表示红细胞沉降的速度,称为红细胞沉降率(erythrocyte sedimentation rate,ESR),简称血沉。用魏氏法测定的正常值,正常成年男性为 0~15mm/h,女性为 0~20mm/h。

红细胞的悬浮稳定性来源于红细胞与血浆之间的摩擦阻力。在某些疾病发生时(如活动性肺结核、风湿热等),血浆中带正电的球蛋白、纤维蛋白原和胆固醇含量增多,会抵消红细胞表面的负电荷而使许多红细胞较快地互相以凹面相贴,形成一叠红细胞,称为叠连。叠连的发生,使红细胞与血浆的摩擦阻力下降,血沉加快。

(三)红细胞的生成与破坏

1. 红细胞的生成

(1) 生成部位:在成年人,红骨髓是红细胞生成的唯一场所。骨髓造血功能正常是红细胞生成的前提条件。红细胞在红骨髓内发育成熟的过程中,细胞体积由大变小,细胞核也由大变小最后消失,细胞质中的血红蛋白从无到有,逐渐增多达到正常含量。造血过程是红细胞发育、成熟的过程,是一个连续的过程。首先是红骨髓内的造血干细胞分化形成红系祖细胞,红系祖细胞进一步分化形成原红细胞,然后发育为早幼红细胞、中幼红细胞、晚幼红细胞和网织红细胞的阶段,最后成为成熟的红细胞。当骨髓受到某些药物(如抗恶性肿瘤药、氯霉素)、放射线等的作用时,其造血功能受到抑制,出现全血细胞减少而形成的贫血,称为再生障碍性贫血。

 前沿知识

造血干细胞移植

造血干细胞移植是通过静脉输注正常人的骨髓造血干细胞,重建病人正常造血与免疫系统,从而治疗一系列疾病的治疗方法。造血干细胞移植在相当程度上替代了"骨髓移植"这一术语,这是因为造血干细胞虽主要存在于骨髓,但亦可被造血因子动员至外周血中,还可以来源于脐带血,这些造血干细胞均可用于重建造血与免疫系统。造血干细胞捐献(也被称为骨髓捐献)是造血干细胞移植的前提,没有捐献的造血干细胞就不可能实施造血干细胞移植。

(2) 造血原料:红细胞的主要成分是血红蛋白,铁和蛋白质是合成血红蛋白的基本组成成分,因而是重要的造血原料。成年人每天需铁 20~30mg 用于红细胞生成,其中 95% 来自衰老红细胞在体内破坏后释放出的"内源性铁",可以循环利用;其余 5% 是由从食物中摄取的"外源性铁"提供。儿童生长期、妇女月经期、妊娠期和哺乳期铁摄入不足、吸收利用障碍,均会导致机体缺铁,从而使血红蛋白合成减少,引起临床上常见的缺铁性贫血,其特点是红细胞中血红蛋白不足,体积减小,呈小细胞低色素性贫血。

(3)成熟因子:在红细胞的发育和成熟过程中,需要叶酸和维生素 B_{12} 的参与。叶酸是 DNA 合成酶的辅酶,维生素 B_{12} 可促进叶酸活化与利用。一旦缺乏,则导致 DNA 合成障碍,就会使红细胞发育停滞,引起大细胞性贫血(巨幼细胞贫血)。

2. 红细胞生成的调节　红细胞的生成主要受促红细胞生成素和雄激素的调节。

(1)促红细胞生成素(erythropoietin,EPO):肾脏可释放促红细胞生成素(一种糖蛋白),主要作用是促进骨髓红系祖细胞增殖分化,使血液中成熟红细胞增加。组织缺氧是刺激该激素合成释放增多的主要因素。当组织缺 O_2 时,可刺激肾脏合成和分泌 EPO 增加,使血液中成熟红细胞增加,提高血液的运氧能力。因此,高原居民、长期从事重体力劳动和体育锻炼的人,红细胞数量较多。严重肾脏疾病病人,可使 EPO 生成不足而出现肾性贫血。

(2)雄激素:雄激素可直接刺激骨髓造血组织,使红细胞生成增多,也可作用于肾脏,使其分泌促红细胞生成素增多,从而间接使红细胞生成增多。因此,这可能是青春期以后男性红细胞的数目和血红蛋白含量均高于女性的原因。临床上可采用雄激素治疗骨髓造血功能降低所造成的贫血(再生障碍性贫血)。

3. 红细胞的破坏　红细胞正常数量的维持是其不断生成与破坏达到动态平衡的结果。正常人红细胞的平均寿命约为 120d。成熟红细胞无核,不能合成新的蛋白质,故对其自身结构无法更新、修补。衰老或受损的红细胞变形能力减退而脆性增大,在湍急的血流中,脆性较大的红细胞可因机械撞击而破损,在通过微小孔隙时容易滞留在脾、肝的血窦等处,被巨噬细胞所吞噬。

二、白 细 胞

(一)白细胞的分类与正常值

白细胞(white blood cell,WBC)是无色、有核的血细胞。正常成人白细胞总数为 $(4.0\sim10.0)\times10^9/L$,新生儿白细胞总数可达 $(12.0\sim20.0)\times10^9/L$。根据白细胞形态、功能和来源不同,可将其分为粒细胞和无粒细胞两大类。粒细胞根据其胞浆颗粒的嗜色性质不同分为中性粒细胞、嗜酸性粒细胞和嗜碱性粒细胞;无粒细胞包括单核细胞和淋巴细胞。白细胞分类百分比及生理功能见表 3-2。

(二)白细胞的生理功能

白细胞的主要功能是通过吞噬作用和免疫反应,实现对机体的防御和保护。所有的白细胞都能做变形运动,具有趋向某些化学物质游走的趋化性及吞噬作用,是执行防御功能的生理基础。

表 3-2　血液中各种白细胞的正常值和主要生理功能

各类白细胞	百分比 /%	绝对值 /（×10^9·L^-1）	主要生理功能
中性粒细胞	50~70	2.04~7.0	吞噬细菌和衰老的红细胞
嗜酸性粒细胞	0.5~5	0.02~0.5	参与蠕虫的免疫反应、限制过敏反应
嗜碱性粒细胞	0~1	0.0~0.1	参与过敏反应、释放肝素抗凝
单核细胞	3~8	0.12~0.8	吞噬抗原、诱导免疫应答
淋巴细胞	20~40	0.8~4.0	特异性免疫反应

1. 中性粒细胞　绝大部分的粒细胞属中性粒细胞，是血液中主要的吞噬细胞。中性粒细胞在血管内停留的时间平均只有 6~8h。在血管中的中性粒细胞，约有一半随血流循环，通常白细胞计数只反映了这部分中性粒细胞的情况；另一半则附着在小血管壁上，当细菌侵入或局部有炎症时，中性粒细胞通过变形运动从血管壁渗出，并大量集中到病灶处，将细菌吞噬，并在细胞内溶酶体酶的作用下将其消化分解。因此，在非特异性免疫中，中性粒细胞是机体抵御病原微生物，特别是化脓性细菌入侵的第一防线。因此，临床上白细胞总数增多和中性粒细胞数量增高，往往提示可能为化脓性细菌急性感染。

2. 嗜碱性粒细胞　这类粒细胞的胞质中存在较大和碱性染色很深的颗粒。颗粒内含有肝素、组胺、过敏性慢反应物质。嗜碱性粒细胞释放的组胺和过敏性慢反应物质可使毛细血管壁通透性增加，局部充血水肿，引起荨麻疹、哮喘等过敏反应症状。肝素具有抗凝血作用。

3. 嗜酸性粒细胞　胞质内含有较大的、椭圆形的嗜酸性颗粒。这类白细胞也具有吞噬功能，可限制嗜碱性粒细胞引起的变态反应，并参与对蠕虫的免疫反应。在有寄生虫感染、过敏反应等情况时，常伴有嗜酸性粒细胞增多。

4. 单核细胞　单核细胞吞噬作用较弱，在血液中停留 2~3d 后迁移到周围组织中，转变成巨噬细胞，吞噬能力提高，吞噬各种病原微生物和衰老死亡的细胞，识别和杀伤肿瘤细胞，还在特异性免疫应答的诱导和调解中起重要作用。

5. 淋巴细胞　淋巴细胞在免疫应答过程中起核心作用。淋巴细胞分成 T 细胞和 B 细胞两类。在功能上 T 细胞主要与细胞免疫有关，B 细胞则主要与体液免疫有关。

三、血　小　板

（一）血小板的数量和形态

血小板（platelet）是从骨髓中成熟的巨核细胞胞浆脱落下来的无核小块细胞，呈双面微凸的圆盘状，平均寿命 7~14d。正常成人血小板数为（100~300）×10^9/L，无明显性别差异。进食、剧烈运动、妊娠及缺氧可使血小板增多,女性月经期血小板减少。血小板过多时易发生血栓;血小板数量少于 $50 \times 10^9/L$ 时,微小的创伤或仅血压升高就会使皮肤和黏膜下出现出血点,甚至出现大块紫癜,称为血小板减少性紫癜。

（二）血小板的生理特性

1. 黏附和聚集　血管损伤后,流经此血管的血小板被血管内皮下组织表面激活,立即黏附于损伤处暴露的胶原纤维上。黏附一旦发生了,血小板的聚集过程也随即发生。聚集是指血小板彼此黏着在一起的现象。

2. 释放和收缩　血小板受到刺激后,将其储存在颗粒内的生物活性物质向外排放,这一过程称为血小板释放。血小板释放的物质主要有二磷酸腺苷(ADP)、5- 羟色胺、儿茶酚胺等。ADP 可使血小板聚集,形成血小板血栓,堵塞血管的破口;5- 羟色胺、儿茶酚胺可使小动脉收缩,有助于止血。血小板内的收缩蛋白可发生收缩,使血块回缩变硬,牢固地堵塞破口,有利于止血。

3. 吸附　当血管破裂时,随着血小板的黏附与聚集,血小板表面可吸附多种凝血因子,受损部位的凝血因子浓度升高,有利于血液凝固和生理性止血。

（三）血小板的生理功能

1. 维持血管内皮的完整性　血小板对毛细血管内皮细胞有营养和支持作用。血小板能附着于受损的毛细血管内皮,填补血管壁内皮脱落处的空隙,并与毛细血管内皮细胞融合,对维持毛细血管内皮的完整性和内皮细胞修复具有重要作用。

2. 参与生理性止血和血液凝固　小血管损伤后血液将从血管流出,但在正常人,通常经数分钟后出血自行停止,称为生理性止血(physiological hemostasis)。临床上用一个小针刺破耳垂或指尖使血液自然流出,测定出血到自然停止的时间,称为出血时间(bleeding time)。其正常值为 1~3min。测定出血时间,可以了解生理止血过程是否正常。血小板减少者,出血时间即相应延长,这说明血小板在生理止血过程中有重要作用。

生理性止血是受损小血管收缩、血小板黏附聚集和凝血过程等协同作用的结果。小血管破损后,首先是受损局部的血管收缩,减少出血或封闭破口制止出血,产生暂时性的止血效应。其次是血小板黏附、聚集在破损处,形成一个松软的止血栓,进行初步止血。同时,黏附聚集的血小板吸附大量凝血因子,促进凝血过程发生,形成坚实的止血栓,达到有效止血。

第三节　血液凝固与纤维蛋白溶解

一、血液凝固

血液凝固(blood coagulation)是指血液由流动的液体状态变成不能流动的凝胶状态

的过程,简称凝血。其实质是血浆中的可溶性的纤维蛋白原在凝血酶的催化下转变为不溶性的纤维蛋白的过程。此过程是一系列复杂的酶促反应过程,需要十多种凝血因子共同参与,而最终形成的纤维蛋白则相互交织成网,把血细胞和其他血液的成分网罗在内,形成血凝块。血凝块逐渐回缩,析出的淡黄色液体,称为血清。血清与血浆的主要区别在于血清中不含纤维蛋白原。

(一) 凝血因子

存在于血浆与组织中直接参与凝血过程的物质统称为凝血因子。目前已知的凝血因子主要有 14 种,其中已经按国际命名法依照凝血因子被发现的先后顺序用罗马数字编号的有 12 种(表 3-3),剩下的两种未编号的是前激肽释放酶和高分子激肽原。这些凝血因子有以下特征:①通常在血液中,凝血因子多数是以无活性的酶原形式存在,如因子Ⅱ、Ⅸ、Ⅹ、Ⅺ、Ⅻ,必须被激活后才具有活性,被激活的因子,习惯上在原罗马数字的右下角标注 "a",来表示为 "活性型" 凝血因子;如Ⅱa、Ⅻa 等。②因子Ⅲ存在于血管外组织细胞中,其余的因子均存在于血浆中;③除因子Ⅳ (Ca^{2+})外,其余已知的凝血因子都是蛋白质;④大多数因子均在肝脏合成,其中Ⅱ、Ⅶ、Ⅸ、Ⅹ的合成还需维生素 K 的参与,故这些因子又称依赖维生素 K 的凝血因子。如肝功能损害或维生素 K 缺乏,会因凝血功能障碍而发生出血倾向。

表 3-3　按国际命名法编号的凝血因子

因子编号	同义名	因子编号	同义名
Ⅰ	纤维蛋白原	Ⅷ	抗血友病因子
Ⅱ	凝血酶原	Ⅸ	血浆凝血激酶
Ⅲ	组织因子	Ⅹ	斯图亚特因子
Ⅳ	钙离子	Ⅺ	血浆凝血激酶前质
Ⅴ	前加速素	Ⅻ	接触因子
Ⅶ	前转变素	ⅩⅢ	纤维蛋白稳定因子

(二) 凝血的过程

血液凝固是凝血因子按一定顺序相继激活,使可溶性的纤维蛋白原在凝血酶的催化下转变成不溶性的纤维蛋白的过程。整个过程大致可分为三个连续的基本步骤(图 3-4):①凝血酶原激活物(也称凝血酶原复合物)的形成;②凝血酶的形成;③纤维蛋白的形成。

1. 凝血酶原激活物的形成　凝血酶原激活物不是一种单纯物质,而是一组复合物,是由因子 Ⅹa、因子 Ⅴ、Ca^{2+} 和 PF$_3$(血小板第三因子)所形成的复合物的总称,它的形成首先需要因子

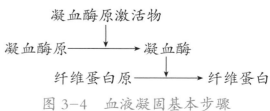

图 3-4　血液凝固基本步骤

X 的激活。根据因子 X a 启动条件和参与因子的不同,可分为内源性凝血和外源性凝血两条途径(图 3-5)。

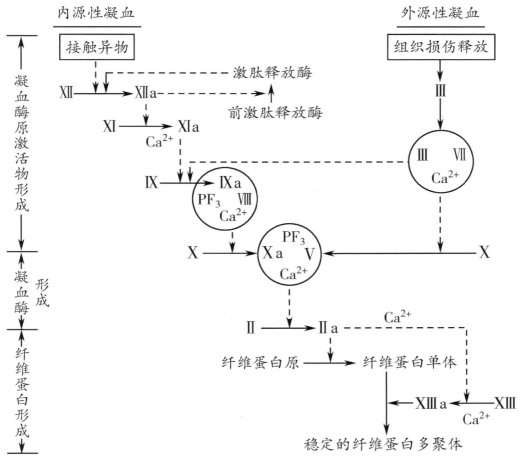

图 3-5 血液凝固过程示意图

(1) 内源性凝血途径:这个途经参与凝血的因子全部存在于血液中,由因子 XII 启动,直至激活因子 X 。具体过程是:当血管内皮细胞损伤后暴露内皮下胶原纤维(使血管内膜变粗糙)或与带有负电荷的异物表面附着时,因子 XII 被激活为 XIIa,而 XIIa 再激活前激肽释放酶使之成为激肽释放酶,后者又能反过来激活因子 XII,通过这一正反馈过程可形成大量因子 XIIa。因子 XIIa 可激活 XI,因子 XIa 继而在因子 IV (Ca^{2+}) 参与下,激活因子 IX。而因子 IXa、VIII 以及 Ca^{2+} 三者结合在血小板磷脂表面形成复合物,共同催化因子 X 激活为 X a。该复合物中,VIII 可使 IXa 激活因子 X 的激活速度加快。

(2) 外源性凝血途径:这个途径的启动因子是存在于血管外的组织因子(因子 III),直至激活因子 X 。具体过程是:当组织损伤、血管破损时,受损组织释放出组织因子进入血液,与血浆中的 Ca^{2+} 和因子 VII 形成复合物,共同激活因子 X 。

2. 凝血酶的形成 凝血酶原(因子 II)自身没有活性,要在凝血酶原激活物的催化下转变成为具有活性的凝血酶 IIa。凝血酶主要作用是催化纤维蛋白原(因子 I)转变为纤维蛋白(因子Ⅰa)。此外,凝血酶尚能促进血小板磷脂的释放以及增强因子Ⅷ和因子Ⅴ的活性,即通过正反馈作用,加快凝血过程的速度。

3. 纤维蛋白的形成　凝血酶在 Ca^{2+} 共同作用下能够迅速将纤维蛋白原激活为纤维蛋白单体。同时,在 Ca^{2+} 的帮助下,凝血酶还能激活因子ⅩⅢ使之成为ⅩⅢa,ⅩⅢa 使形成的纤维蛋白单体聚合成不溶性的纤维蛋白多聚体,后者交织成网,把血细胞网罗其中形成血凝块,至此凝血过程全部完成。

凝血因子是血浆和组织中直接参与血液凝固的物质。出血是血友病病人的主要临床表现,原因是病人血液中某些凝血因子(因子Ⅷ、Ⅸ或Ⅺ)缺乏而致凝血功能障碍。

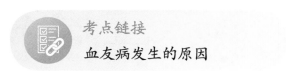

考点链接
血友病发生的原因

在上述凝血过程中,需要强调的是:①临床上用试管法测出正常人的凝血时间为5~15min。凝血时间是指自血液流出血管外至出现纤维蛋白细丝所需要的时间。凝血是一系列复杂的酶促连锁反应,一旦触发,所有凝血因子就会相继连续激活,迅速进行下去,并逐级放大,直到血液凝固;同样道理,如果任何一个环节受阻就会使整个凝血过程受到影响甚至停止。② Ca^{2+} 在多个凝血环节中起重要作用。临床上常用柠檬酸钠(枸橼酸钠)或草酸盐作为体外抗凝剂,除去血浆中的 Ca^{2+},达到抗凝的目的。

(三)抗凝因素

正常情况下,血管内皮完整,血管内血液能保持流体状态而不发生凝固。在有损伤发生时,血液凝固也仅限于受损血管的局部,并不蔓延到其他部位,原因在于血液中存在多种抗凝物质。其中最重要的抗凝物质是抗凝血酶Ⅲ和肝素。

1. 抗凝血酶Ⅲ　主要由肝细胞和血管内皮细胞合成,抗凝血酶Ⅲ能与因子Ⅱa 等结合而使之失活,从而阻断凝血过程。

2. 肝素　肝素是一种酸性糖胺聚糖,主要由嗜碱性粒细胞和肥大细胞合成。它能与抗凝血酶Ⅲ结合,使抗凝血酶Ⅲ与凝血酶的亲和力增强约 100 倍,可使凝血酶迅速失活。此外,肝素还能阻止血小板的黏附、聚集和释放,从而抑制凝血过程。肝素可用于体内和体外抗凝,临床上把它作为一种抗凝剂广泛应用于防治血栓性疾病。

(四)影响血液凝固的因素

在临床实际工作中,常采取一些措施,加强、延缓或防止血液凝固的发生,以协助疾病的诊断和治疗。影响血液凝固的主要因素有以下几个。

1. 接触面的粗糙情况　如外科手术时,使用温热纱条或明胶海绵压迫伤口止血,就是利用粗糙面,促进血液凝固过程。相反,将血液置于光滑表面(如涂有液体石蜡的玻璃管),可延缓血液凝固。

2. 温度　在一定范围内温度升高可提高酶的活性,加速酶促反应,促凝血加速而止血。

3. 维生素K　因子Ⅱ、Ⅶ、Ⅸ、Ⅹ均在肝脏合成,并依赖维生素 K 的参与。因此,为防止病人在手术中出现大出血,常在术前注射维生素 K,以促进肝脏大量合成凝血酶原等凝血因子,起到加速凝血的作用。

二、纤维蛋白溶解

纤维蛋白被降解液化的过程称为纤维蛋白溶解,简称纤溶。纤溶使血凝块及时溶解,限制凝血发展,防止血栓形成,保障血管内血流通畅,有利于损伤组织的供血与修复。体内的纤溶过程可分为纤溶酶原的激活和纤维蛋白的降解两个阶段。

(一)纤溶酶原的激活

纤溶酶原是主要在肝、骨髓、嗜酸性粒细胞和肾中合成的一种单链糖蛋白,无活性,需经各种纤溶酶原激活物的激活后成为有活性的纤溶酶。能使纤溶酶原激活的物质统称为纤溶酶原激活物,主要有以下三类:

1. 血管内激活物 由血管内皮细胞合成和释放入血液。

2. 组织激活物 主要包括由损伤组织和血管内皮细胞合成的组织型纤溶酶原激活物和由肾小管上皮细胞合成的尿激酶。以子宫、前列腺、甲状腺、淋巴结、卵巢和肺等组织中含量最高。因此,这些部位手术后伤口易渗血。

3. 因子XIIa 激活的激肽释放酶 能使纤溶酶原激活转变为纤溶酶。

可见,凝血系统被激活的同时,纤溶系统也被激活,这一情况对维持血凝和纤溶之间的动态平衡有一定的意义。

(二)纤维蛋白的降解

在纤溶酶作用下,纤维蛋白和纤维蛋白原可被分解为可溶性的小肽,称为纤维蛋白降解产物。纤维蛋白降解产物通常不再发生凝固,其中一部分还有抗凝血的作用。

(三)纤溶抑制物及其作用

血浆中存在许多可以抑制纤溶过程的物质,统称为纤溶抑制物。按其作用机制可分为两大类:一类是抗活化素,能够抑制纤溶酶原的激活;另一类抗纤溶酶,能与纤溶酶结合成复合物并使其失活。

将凝血与纤溶联系起来看,当血管破损而出血时,局部启动血液凝固过程形成血凝块可以有效止血,而血凝块容易吸附纤溶激活物和纤溶酶原,随之发生的纤溶,使血凝块适时溶解,维持血流畅通,有利于组织修复和血管再生。正常情况下,机体的凝血与纤溶处于动态平衡状态,既保证出血时能有效止血,又能适时疏通血管,维持血流的正常运行。若凝血过强或纤溶过弱,易形成血栓;反之,纤溶过强或凝血过弱,易发生出血倾向。

第四节 血型与输血

案例

病人女,28 岁,因车祸致右膝部开放性骨折,股静脉破裂,入院急救。在输血过程中病人发生溶血反应,出现发热、寒战、黄疸和血红蛋白尿,护士立即停止输血并报告医生,行紧急处理。

请问:1. 血型是如何判断的?

2. 溶血反应是最严重的一种输血反应,你知道它发生的原因吗?

3. 输血的原则是什么呢?

一、血 型

血型是指血细胞膜上特异性抗原的类型。目前已经发现的人类血型有红细胞血型、白细胞血型和血小板血型。通常所说的血型指的是红细胞血型系统。被国际输血协会(ISBT)血型命名委员会确认并命名的红细胞血型系统有 30 个,其中与临床关系密切的是 ABO 血型系统和 Rh 血型系统。

(一) ABO 血型系统

ABO 血型系统是根据红细胞膜表面所含特异性抗原(凝集原)的有无与不同进行分型的。ABO 血型系统可分为四型:如红细胞膜上只含 A 凝集原,该血型为 A 型;如红细胞膜上只含有 B 凝集原为 B 型;如红细胞膜上既含有 A 凝集原又含有 B 凝集原为 AB型;如红细胞膜上两种凝集原都不含为 O 型。

血清中存在天然凝集素(抗 A 凝集素、抗 B 凝集素)。不同血型的血清含有不同的凝集素,但不会含有对抗自身红细胞膜上所含凝集原的凝集素。A 型血清含抗 B 凝集素,B型血清含抗 A 凝集素,AB 型血清不含有抗 A、抗 B 凝集素,O 型血清同时含有抗 A、抗 B凝集素(表 3-4)。相应的凝集原和凝集素相遇会发生红细胞凝集反应,导致溶血。

表 3-4 ABO 血型系统的凝集原和凝集素

血型	红细胞上凝集原(抗原)	血清中凝集素(抗体)
A	A	抗 B
B	B	抗 A
AB	A 和 B	无
O	无	抗 A 和抗 B

（二）Rh 血型系统

Rh 血型系统是人类红细胞膜表面与 ABO 血型系统的凝集原同时存在的另一类血型系统,该血型系统红细胞膜上有 C、c、D、E、e 五种凝集原,其中以 D 凝集原的抗原性最强。因此,凡红细胞膜表面含有 D 抗原者称为 Rh 阳性,没有 D 抗原的则称为 Rh 阴性。

人类的血清中不存在能与 Rh 抗原起反应的抗 Rh 的天然抗体。只有 Rh 阴性血液的人在接触了 Rh 阳性的血液后,通过其体液免疫在血清中可产生相应的抗 Rh 的抗体,以 IgG 为主。

在我国汉族和其他大部分少数民族的人群中,99% 的人属 Rh 阳性血型,1% 左右为 Rh 阴性血型。在某些少数民族中,Rh 阴性者比例较高,如苗族为 12.3%,塔塔尔族为 15.8%。

二、输　血

输血的根本原则主要考虑供血者的红细胞不被受血者的血浆中的凝集素所凝集,即避免相应的凝集原凝集素相遇发生凝集反应,故输血时首选同型输血。输血时应遵循尽量同型输血和每次输血前必须要进行交叉配血试验的原则。

（一）ABO 血型与输血

1. 凝集反应　当红细胞膜上的凝集原与其对应的凝集素相遇时,可发生抗原-抗体反应。红细胞被抗体凝集成一簇簇不规则细胞团的现象,称为凝集反应。当不同血型的血液相互输入时,即可在血管内发生凝集反应,引起红细胞破裂溶血,导致休克、血管内凝血和肾功能损伤,严重时可发生死亡。

2. 血型鉴定　根据凝集反应是否发生,可以用已知的标准 A 凝集素与 B 凝集素检测未知的血型抗原。输血前进行血型鉴定,以保证供血者与受血者的血型相符。

3. 交叉配血试验　该试验分为主侧与次侧:主侧试验,即把供血者的红细胞与受血者的血清进行混合;次侧试验,即把受血者的红细胞与供血者的血清相混合(图 3-6)。配血可出现 3 种结果。

（1）配血不合:若主侧出现凝集反应为配血不合,绝对不能进行输血。

（2）配血相合:主侧、次侧均无凝集反应时为配血相合,可以进行输血。只有输同型血才会配血相合。

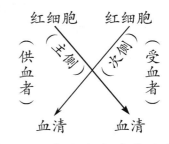

图 3-6　交叉配血试验示意图

（3）配血基本相合:若主侧不凝集,而次侧凝集,为配血基本相合,见于异型输血,只能在紧急情况下少量输入(一次不超过 300ml),且输血时要"一少二慢三勤看"。

（二）Rh 血型与输血

1. 输血反应　Rh 阴性者第一次接受 Rh 阳性供血者的血液时,不会发生凝集反应,但输血后 Rh 阴性受血者的血清中产生抗 D 抗体。当 Rh 阴性者第二次输入 Rh 阳性血液时,可产生红细胞凝集反应,导致输血反应而溶血。

2. 母婴血型不合　Rh 阴性血型的母亲在第一次妊娠时,若胎儿为 Rh 阳性血型,胎儿红细胞或 D 抗原有可能进入母体(如在分娩时,胎盘剥离过程中可能有胎儿红细胞进入母体),刺激母体产生抗 D 抗体。若再次妊娠时,胎儿仍为 Rh 阳性,母体的抗 D 抗体则可透过胎盘进入胎儿体内,可使 Rh 阳性血型的胎儿发生严重凝集反应而溶血,甚至导致胎儿死亡。因此,医务人员应注意多次妊娠均为死胎的孕妇,尤其是少数民族妇女。

前沿知识

输血方法新应用

随着血液成分分离技术的广泛应用,目前输血疗法已经从原来的输全血发展到成分输血,依据病情需要输入相关的血液成分,即病人"需要什么就输什么",如红细胞、粒细胞、血小板和血浆等。成分输血是目前临床常用的输血类型。优点为:一血多用,节约血源,针对性强,疗效好,副作用少,减少输血引起的不良反应,最大程度利用血液资源。

异体输血在临床上广泛应用,自体输血也在迅速发展。自体输血指在手术前抽取并保存病人自己的一部分血液,在进行手术时按需要再将血液输给病人自己。自体输血不仅可以防止异体输血的并发症,减少血源传播的疾病,多次取血也可刺激骨髓造血。

本章小结　　血液由血细胞和血浆组成。血细胞包括红细胞、白细胞和血小板。红细胞能运输 O_2 和 CO_2；白细胞能通过吞噬病原微生物及免疫反应,保护机体；血小板能维持血管内皮的完整性,并参与生理性止血和凝血过程。血液凝固与纤维蛋白溶解保持着既对立又统一的平衡关系,既能有效止血又能防止血栓形成。ABO 血型的分型和鉴定为输血疗法提供了依据。临床输血的原则包括输血前鉴定血型,进行交叉配血试验,坚持同型输血。

(李　丹)

？目标测试

一、名词解释
1. 血液凝固　　　　　　2. 血型　　　　　　3. 血细胞比容

二、问答题
1. 简述血液凝固的基本过程。
2. 简述血浆渗透压的组成及生理功能。

三、选择题

1. 血清与血浆的主要区别,是血清**不含**( )

   A. 钠离子　　　　　　　B. 白蛋白　　　　　　　C. 纤维蛋白原

   D. 球蛋白　　　　　　　E. 纤溶酶原

2. 体重 50kg 的人,其血液总量为( )

   A. 5.0~6.0L　　　　　　B. 4.8~5.2L　　　　　　C. 3.5~4.0L

   D. 3.0~3.4L　　　　　　E. 2.5~3.3L

3. ABO 血型划分的依据是( )

   A. 红细胞膜上凝集原的有无和类别

   B. 交叉配血试验的结果

   C. 血清中凝集素的有无和类别

   D. 血清中凝集原的有无和类别

   E. 红细胞膜上凝集素的有无和类别

4. 白细胞中数量最多的是( )

   A. 中性粒细胞　　　　　B. 嗜酸性粒细胞　　　　C. 嗜碱性粒细胞

   D. 单核细胞　　　　　　E. 淋巴细胞

5. 有关 Rh 血型的叙述,正确的是( )

   A. 汉族人群中 Rh 阴性率占 99%

   B. 红细胞膜含 D 抗原者为 Rh 阳性

   C. 血浆中含有天然抗 D 抗体

   D. Rh 阳性者不可接受 Rh 阴性血液

   E. Rh 阳性母亲应避免第二次妊娠

6. 小细胞低色素性贫血的原因是( )

   A. 缺乏 Fe^{2+}　　　　　　B. 缺乏叶酸　　　　　　C. 内因子缺乏

   D. 骨髓破坏　　　　　　E. 严重肾疾病

7. 异型输血一般一次**不超过**( )

   A. 100ml　　　　　　　　B. 200ml　　　　　　　　C. 300ml

   D. 500ml　　　　　　　　E. 1 000ml

第四章 | 血液循环

04章 数字资源

血液循环（blood circulation）是指血液在心脏和血管内按一定方向周而复始的循环流动。心脏是血液循环的动力器官，血管是输送血液流通的管道。血液循环的主要功能是运输体内营养物质和代谢产物，以维持机体内环境的稳态，保证机体新陈代谢的正常进行。血液循环一旦停止，意味着生命活动也将终止。

第一节 心 脏 生 理

案例

病人男，38岁，心悸、气短不能平卧半年余，下肢水肿。心脏超声发现心腔均明显扩大。血流动力学检查：每搏输出量50ml，左心室射血分数30%。病人血压130/80mmHg，心率 110 次 /min，端坐呼吸，不能平卧，偶发室性期前收缩二联律。诊断为扩张型心肌病、心力衰竭。

请问：1. 病人的心脏泵血功能正常吗？

2. 衡量心脏泵血功能的常用指标有哪些？

一、心脏的泵血功能

心脏是推动血液在循环系统内流动的动力器官。心脏收缩时将血液射入动脉，舒张时接纳由静脉回流的血液。心脏这种节律性的舒缩活动给血液流动提供了动力，其活动原理与水泵相似，故心脏的射血又称泵血。

（一）心动周期与心率

1. 心动周期　在生命活动中，心脏不停地跳动，即不停地作节律性的收缩和舒张活动。心房或心室每收缩和舒张一次构成的一个机械活动周期称为心动周期（cardiac cycle），即一次心跳。

2. 心率　每分钟心脏跳动的次数称为心率（heart rate）。正常成年人安静时心率为 60~100 次 /min，平均 75 次 /min。心率可因年龄、性别和生理状况不同而有差异。新生儿心率可达 130 次 /min 以上，随着年龄增长，心率逐渐减慢，至青春期时接近成人水平；成年女性心率稍快于男性；在运动或情绪激动时心率加快，而安静和睡眠时心率较慢。

心动周期的持续时间与心率有关。若按成年人平均心率 75 次 /min 计算，则每一个心动周期为 0.8s。其中心房收缩期占 0.1s，舒张期占 0.7s；心室收缩期占 0.3s，舒张期占 0.5s。从心室开始舒张到下一次心房收缩开始之前的 0.4s，两侧心房和心室都处于舒张状态，称为全心舒张期（图 4-1）。可见，在心动周期中无论是心房还是心室其舒张期均明显长于收缩期，这有利于静脉血液的回流和心脏的充盈，同时也使心肌得到充分休息。

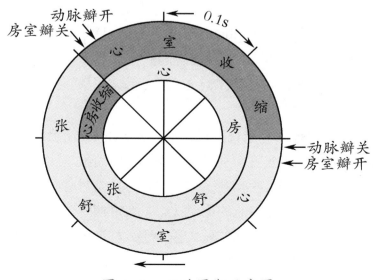

图 4-1　心动周期示意图

心动周期的长短与心率的快慢呈反比例关系。当心率加快时,心动周期将缩短,此时,收缩期和舒张期均缩短,但舒张期缩短的程度更大。故心率加快时,将不利于心脏的充盈和持久活动。

(二)心脏的泵血过程

心脏在泵血过程中左右心室基本保持同步,射出的血量基本相等,现以左心室为例说明心脏的泵血过程(图4-2)。

1. 心室收缩期(ventricular systole)

(1)等容收缩期:心室收缩之前,室内压低于房内压和动脉压,此时房室瓣处于开放状态,动脉瓣处于关闭状态。心室开始收缩后,室内压迅速升高,当室内压升高到超过房内压时,推动房室瓣使之关闭,防止血液倒流入心房;但此时室内压仍低于主动脉压,故动脉瓣也处于关闭状态。此期动脉瓣和房室瓣均关闭,心室收缩但容积不变,称为等容收缩期(isovolumic contraction period),历时约0.05s。

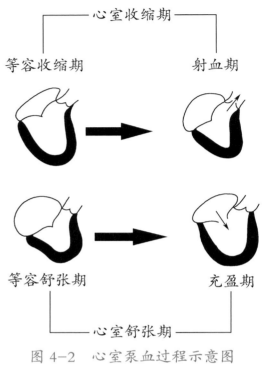

图4-2 心室泵血过程示意图

(2)射血期:随着心室肌继续收缩,室内压进一步升高,当室内压升高到超过主动脉压时,动脉瓣被推开,血液由心室迅速射入动脉内,心室容积随之缩小,称为射血期(ejection period),历时约0.25s。

2. 心室舒张期(ventricular diastole)

(1)等容舒张期:心室开始舒张,室内压迅速下降,当室内压下降到低于动脉压时,动脉瓣关闭;但此时室内压仍高于房内压,故房室瓣也处于关闭状态。此时心室舒张,心室内容积不变,称为等容舒张期(isovolumic relaxation period),历时0.06~0.08s。

(2)充盈期:随着心室肌继续舒张,室内压进一步下降,当室内压下降到低于房内压时,房室瓣开放,血液由静脉和心房流入心室,心室容积随之增大,称为充盈期(filling period),历时约0.42s。

在心室舒张的最后0.1s,下一个心动周期的心房收缩期开始。心房收缩使房内压升高,将心房内血液挤入心室,使心室舒张末期容积达最大值。心室充盈量的70%依靠室内压降低的抽吸作用,30%是靠心房收缩充盈,心房的收缩对心脏的充盈起辅助作用。

可见心室的舒缩活动是心脏泵血的原动力。心室的收缩与舒张造成了室内压变化,形成了心房和心室及心室和动脉之间的压力差,而压力差又决定了瓣膜的开闭和血液的流动方向,保证了血液循环的正常进行(表4-1)。

表 4-1　心动周期中心腔内压力、瓣膜、血流方向及容积变化比较表

心动周期分期	心腔内压力比较			瓣膜开闭		血流方向	心室容积
	心房	心室	动脉	房室瓣	动脉瓣		
等容收缩期	房内压＜室内压＜动脉压			关闭	关闭	血存于心室	不变
射血期	房内压＜室内压＞动脉压			关闭	开放	心室→动脉	减小
等容舒张期	房内压＜室内压＜动脉压			关闭	关闭	血存于心房	不变
充盈期	房内压＞室内压＜动脉压			开放	关闭	心房→心室	增大

　　心房纤维性颤动(简称房颤)是临床上常见的一种心律失常,随着年龄的增长,发生率不断增加。而心室纤维性颤动(简称室颤)则是临床上最严重的一种心律失常,也是猝死的常见原因之一。房颤、室颤分别表现为心房肌或心室肌不协调地快速乱颤。由于心脏泵血过程是以心室活动为主导作用进行的,因此发生房颤时,心房虽不能正常收缩,心室充盈的血量有所减少,但对心室的整体充盈和射血功能影响不是很大,一般不会危及生命。但如果发生室颤,心室的无序舒缩活动将使心脏泵血即刻停止,若得不到及时抢救,将严重危及生命。可见室颤的危险性要比房颤大得多。

(三)心脏泵血功能的评定

　　心脏的主要功能是不断地泵出血液以满足机体新陈代谢的需要,评定心脏的泵血功能在临床工作中非常重要。常用的心功能评定指标主要有以下几种:

　　1. 每搏输出量和射血分数　一侧心室每收缩一次射出的血量称为每搏输出量,简称搏出量(stroke volume)。正常成人在安静状态下搏出量 60~80ml(平均 70ml),一侧心室舒张末期容积约 125ml,搏出量占心室舒张末期容积的百分比称为射血分数(ejection fraction),正常成人为 55%~65%。在心室功能减退、心室代偿性扩大时,其搏出量可能与正常人差异不大,但射血分数却明显下降。因此射血分数是评定心脏泵血功能主要指标之一。

　　2. 每分输出量和心指数　一侧心室每分钟射出的血量称为每分输出量,简称心输出量(cardiac output),它等于搏出量乘以心率。如果心率以 75 次/min 计算,则心排血量为 4.5~6.0L/min,平均约 5L/min,左右心室的心排血量基本相等。由于心排血量与机体代谢水平相适应,不同个体的心排血量可因性别、年龄及其他生理情况而有较大差异,因此单纯用心输出量来衡量不同个体的心功能显然是不全面的。正常人在安静时心排血量与体表面积成正比,因而提出了用心指数来评定不同个体的心功能。以单位体表面积(m^2)计算的心排血量称为心指数(cardiac index)。我国中等身材的成年人体表面积为 1.6~1.7m^2,安静时心排血量为 4.5~6.0L/min,故心指数为 3.0~3.5L/(min·m^2)。心指数是分析比较不同个体心脏功能的评定指标。

（四）影响心排血量的因素

心排血量等于搏出量乘以心率,因此凡能影响两者的因素都能影响心排血量。

1. 心肌的前负荷 指心室收缩前所承受的负荷,即心室舒张末期的充盈量。心室舒张末期的充盈量是指心室射血前心室内的血量,相当于静脉回心血量和射血后剩余血量的总和。在一定范围内,心肌前负荷增大,心肌收缩前的长度(初长度)增加,其收缩力增强,搏

考点链接
临床输液或输血时,加快速度和增多量会影响心肌的前负荷

出量增多;反之,则搏出量减少。若前负荷过大,如静脉血快速大量地流回心脏,使心脏被过度扩张,心肌收缩力反而减弱,造成搏出量减少。因此在静脉输血或补液时,应严格控制其速度和量,以防发生急性心力衰竭。

2. 心肌的后负荷 指心肌开始收缩时遇到的阻力,即大动脉血压。当其他因素不变时,动脉血压升高,心肌后负荷增大,心室收缩时遇到的阻力增大,使动脉瓣开放延迟,等容收缩期延长,射血期缩短,搏出量减少。反之,动脉血压降低时,搏出量增加。因此,对由后负荷增大引起的心力衰竭病人,可考虑用扩张血管的药物,降低动脉血压来改善病人的心脏功能。临床上利用扩张血管的药物治疗慢性心功能不全就是这个道理。

心力衰竭是指由于各种原因使心排血量绝对或相对下降,不能满足机体代谢的需要,并伴有肺循环和 / 或体循环淤血的一种心功能障碍。心力衰竭是因心肌收缩和舒张功能障碍或长期心脏负荷过重引起的。心脏长期负荷过重分为两种:一种是容量负荷(即心肌的前负荷)过重,一种是压力负荷(即心肌的后负荷)过重。在临床上可通过使用强心药、利尿药和血管扩张药,使心肌的收缩力增强和降低心肌的前、后负荷来防治心力衰竭,改善心脏功能。

3. 心肌收缩能力 心肌收缩能力是指心肌细胞本身的功能状态,它与前、后负荷均无关。心肌收缩能力增强,搏出量增加;心肌收缩能力减弱,则搏出量减少。心肌收缩力受神经和体液因素的调节。

4. 心率 在一定范围内,心率加快可使心排血量增加。当心率超过 180 次 /min,由于心率过快,心室舒张期过短,使心室充盈不足,导致搏出量明显减少,心排血量也随之下降。当心率低于 40 次 /min 时,虽然舒张期延长,但心室充盈已达到极限,不能再增加充盈量,结果也可致心排血量下降。可见心率过快或过慢,心排血量都会减少。

（五）心音

心音(heart sound)是指心脏在心动周期中产生的声音,它由心肌舒缩、瓣膜开闭及血流冲击心室和大动脉管壁引起的机械振动而产生。在胸壁一定部位用听诊器听取,也可用心音图仪描记成心音图。一次正常的心搏过程可产生四个心音,多数情况下只能听到两个心音,即第一心音和第二心音。

1. 第一心音 发生在心缩期,标志着心室收缩的开始。特点为音调低而持续时

间长。第一心音的产生与心室肌收缩、房室瓣关闭以及射出的血液冲击动脉壁引起的振动有关,其中房室瓣关闭引起的振动是主要原因。第一心音在左胸壁第5肋间隙锁骨中线稍内侧(心尖部)最清晰。其强弱可反映心室肌的收缩能力和房室瓣的功能状态。

2. 第二心音 发生在心舒期,标志着心室舒张期的开始。特点为音调高而持续时间短。其形成原因主要与心室舒张时动脉瓣迅速关闭以及血液冲击动脉根部引起的振动有关。第二心音在主动脉瓣听诊区和肺动脉瓣听诊区最清晰。其强弱可反映动脉血压的高低和动脉瓣的功能状态。

某些健康青年和儿童可听到第三心音,它发生在心室快速充盈期末。在部分老年人和心室舒张末期压力增高的病人还可能听到第四心音,是心房收缩时血液进入心室引起的振动,故又称心房音。

多种先天性心脏病、心肌病变或心瓣膜开闭发生障碍等,均可出现心杂音,心杂音对这些心脏疾病的诊断有重要意义。

二、心肌细胞的生物电现象

在心动周期中,心房和心室之所以能持久有序地进行收缩与舒张交替活动,是以心肌细胞的生物电为基础的。心肌细胞分为两类:一类是工作细胞(working cardiac cell),包括心房肌和心室肌细胞,它们具有收缩能力,但无产生节律性兴奋的能力,故又称为非自律细胞;另一类是一些特殊分化的心肌细胞,它们无收缩能力,但具有自动产生节律性兴奋的能力,称为自律细胞(rhythmic cardiac cell)。自律细胞构成心脏的特殊传导系统,主要包括窦房结、房室交界区、房室束(又名希氏束)及左、右束支和浦肯野纤维。现以心室肌细胞和自律细胞为例讨论心肌细胞的生物电现象。

(一)心室肌细胞的生物电现象

心室肌细胞的静息电位约为 $-90mV$,其产生机制与骨骼肌细胞和神经纤维相似,是由 K^+ 外流形成的电-化学平衡电位。与骨骼肌细胞和神经纤维相比,心室肌细胞的动作电位比较复杂,持续时间较长,全过程分为五期(图4-3)。

1. 去极化过程(0期) 当心室肌细胞受到刺激发生兴奋时,膜内电位由静息时的 $-90mV$ 迅速上升到 $+30mV$ 左右,构成动作电位的上升支。此期仅占1~2ms,但去极化幅度很大(约120mV)。0期的形成机制是由于心肌细胞受刺激后,细胞膜上的 Na^+ 通道开放,大量 Na^+ 快速内流产生的电-化学平衡电位。

2. 复极化过程 比较缓慢,历时200~300ms,包括动作电位的1、2、3、4期。

(1)1期(快速复极初期):此期心室肌细胞开始复极化,膜内电位由 $+30mV$ 快速降到 $0mV$ 左右,历时约10ms。形成机制是由于 Na^+ 通道关闭,Na^+ 内流停止,而细胞膜对 K^+ 的通透性增加,K^+ 快速外流使膜内电位下降所致。

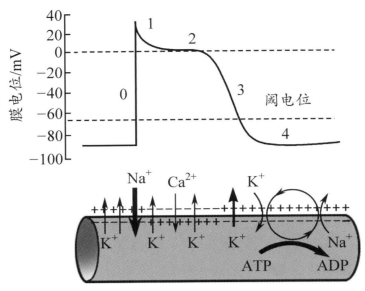

图 4-3 心室肌细胞动作电位和主要离子跨膜转运示意图

（2）2 期（平台期）：此期膜内电位基本保持在零电位水平，其波形平坦，故称为平台期，历时 100~150ms。形成机制是由于细胞膜上 Ca^{2+} 通道开放，Ca^{2+} 缓慢而持续内流，同时仍有少量 K^+ 继续外流，两者电荷量相当，流动方向相反，使膜电位基本稳定于 0mV 水平。平台期是心室肌细胞动作电位的主要特征，也是整个心室肌细胞动作电位持续时间长的主要原因。

（3）3 期（快速复极末期）：此期复极化速度加快，膜内电位由 0mV 左右迅速下降到 -90mV（静息电位）的水平，占时 100~150ms。3 期的形成机制是由于 2 期末 Ca^{2+} 内流停止而 K^+ 外流增加使膜内电位迅速下降所致。

（4）4 期（静息期）：此期膜电位稳定在静息电位水平，故称为静息期。形成机制是由于在动作电位产生过程中，有一定量的 Na^+、Ca^{2+} 内流和 K^+ 外流，使细胞内外原有的离子浓度有所改变，这种改变激活了细胞膜上的离子泵，将 Na^+、Ca^{2+} 迅速泵出，将 K^+ 泵入，从而恢复膜内外正常离子浓度。

（二）自律细胞的生物电特点

与工作细胞相比，自律细胞动作电位最大的特点是 4 期膜电位不稳定，3 期复极末期达到最大值（称为最大复极电位）之后，4 期膜电位并不稳定于这一水平，而是立即开始自动去极化，称为 4 期自动去极化。自动去极化达阈电位后即引起一次新的动作电位，如此周而复始，动作电位按一定节律不断地产生。这种 4 期自动去极化是自律细胞产生自动节律性兴奋的基础，也是自律细胞与非自律细胞动作电位的主要区别。

三、心肌的生理特性

心肌组织具有自律性、兴奋性、传导性和收缩性四种生理特性。其中前三者是以生物电活动为基础的,故又称电生理特性。后者是以心肌细胞内收缩蛋白的功能活动为基础的,属于机械特性。心肌组织的这些生理特性共同决定着心脏的活动。

(一)自动节律性

心肌在没有外来刺激的条件下,仍能自动地产生节律性兴奋和收缩的特性称为自动节律性,简称自律性(autorhythmicity)。心肌的自律性来源于自律细胞,4 期自动去极化是自律性形成的基础。由于不同部位自律细胞的 4 期自动去极化速度不同,因此,其自律性的高低不同。窦房结自律性最高,约 100 次 /min;房室交界区次之,约 50 次 /min;浦肯野纤维自律性最低,约 25 次 /min。正常

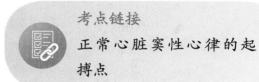

考点链接

正常心脏窦性心律的起搏点

心脏的节律活动受自律性最高的窦房结控制,故窦房结是引起整个心脏搏动的正常起搏点。以窦房结为起搏点的心脏节律称为窦性心律(sinus rhythm)。其他自律细胞因其自律性较低,在窦房结的控制下其自律性不能表现出来,只起到传导兴奋的作用,称为潜在起搏点(latent pacemaker)。当窦房结的自律性异常低下或兴奋下传受阻或者潜在起搏点的自律性过高时,潜在起搏点的自律性就可表现出来,称为异位起搏点(ectopic pacemaker),由异位起搏点控制的心跳节律,称为异位心律。

(二)传导性

心肌细胞具有传导兴奋的能力,称为传导性(conductivity)。其传导兴奋的机制与神经纤维相似。

心脏内的兴奋正常来自窦房结,窦房结发出的兴奋通过心房肌直接传到左右心房,引起两心房同步兴奋和收缩。同时兴奋由心房肌组成的"优势传导通路"迅速传到房室交界区,由房室交界区经房室束、左右束支和浦肯野纤维网传到心室肌,引起左右心室同步兴奋和收缩(图 4-4)。房室交界区是正常兴奋由心房传入心室的唯一通道,兴奋传导的速度较慢,需要时间较长(约 0.1s),称为房室延搁(atrioventricular delay)。其生理意义在于使心室在心房收缩完毕之后才开始收缩,避免了心室和心房收缩重叠的现象,保证心室有充分的血液充盈,有利于心室射血。传导系统任何部位发生功能障碍,都会引起传导阻滞,导致心律失常。

(三)兴奋性

心肌细胞具有接受刺激产生兴奋的能力或特性,称为兴奋性。

1. 心肌兴奋性的周期性变化　心肌细胞在产生一次动作电位的过程中,其兴奋性可出现周期性变化,现以心室肌为例进行阐述(图 4-5)。

(1)有效不应期:从心室肌细胞动作电位的 0 期去极化开始,到 3 期复极化膜内电位达 −60mV 的这段时间内,给予任何强度的刺激都不会产生动作电位,这段时间称为有效不应期。说明此期心肌的兴奋性已降到零。

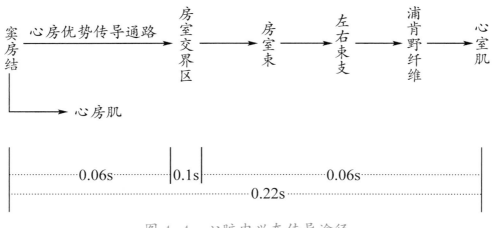

图 4-4　心脏内兴奋传导途径

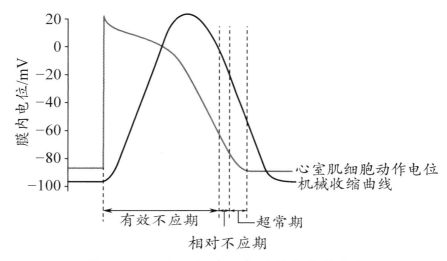

图 4-5　心室肌细胞兴奋性的周期性变化
及其与机械收缩的关系

（2）相对不应期：从 3 期复极化膜内电位达 −60mV 到约 −80mV 的这段时间内，给予阈上刺激才能使心室肌细胞产生动作电位，称为相对不应期。说明此期心肌的兴奋性在逐渐恢复，但仍低于正常。

（3）超常期：从复极化膜内电位达 −80mV 到 −90mV 的这段时间内，给予阈下刺激就能产生动作电位，称为超常期。说明此期心肌的兴奋性高于正常。

心肌兴奋性呈周期性变化，其特点是有效不应期特别长，相当于整个收缩期和舒张早期，其生理意义在于使心肌不会发生强直收缩，保持着收缩与舒张交替的节律性活动，保证泵血功能的完成。

2. 期前收缩与代偿间歇　正常情况下，心脏按窦房结的节律跳动。如果在有效不应期之后，下一次窦房结的兴奋到达之前，心室接受一个额外刺激，可使心肌提前产生一次兴奋和收缩，称为期前收缩，也称为早搏。期前收缩也有自己的有效不应期。当下一次窦房结传来的兴奋正好落在期前收缩的有效不应期内，则不会引起心室的兴奋和收缩，必须等窦房结再一次传来兴奋,才能引起心室的兴奋和收缩。因此,在一次期前收缩之后往往有一段较长的心舒期,称为代偿间歇(图 4-6)。

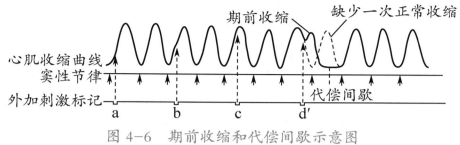

图 4-6　期前收缩和代偿间歇示意图

(四) 收缩性

心肌接受刺激而发生收缩反应的能力称为心肌的收缩性。心肌细胞的收缩原理与骨骼肌相似,也是通过兴奋－收缩耦联来实现的。但与骨骼肌相比较,心肌的收缩过程又有其自身的特点。

1. 对细胞外液 Ca^{2+} 浓度依赖性大　心肌细胞的终池不如骨骼肌发达,Ca^{2+} 储备量少,在收缩过程中需依赖细胞外 Ca^{2+} 的内流。心肌细胞的横管系统比骨骼肌发达,为 Ca^{2+} 内流提供了较大的面积。在一定范围内增加细胞外液 Ca^{2+} 浓度,可增强心肌收缩力量。当细胞外液 Ca^{2+} 浓度降低时,心肌细胞虽可兴奋但不能收缩,这一现象称为“兴奋－收缩脱耦联”。

2. 同步收缩　心房或心室肌细胞之间存在着缝隙连接(闰盘),其传导速度极快,使兴奋可在细胞间迅速传播,因而可将整个心房或整个心室分别看做两个“功能合胞体”。加上心脏特殊传导系统传导兴奋的速度快,使兴奋几乎同时到达心房肌或心室肌,从而引起整个心房或心室肌细胞同步收缩,即“全或无”式收缩。

3. 不发生强直收缩　由于心肌细胞兴奋的有效不应期特别长,相当于整个收缩期和舒张早期。在此期内任何强大的刺激均不能引起心肌的再一次兴奋和收缩。因此心肌始终保持收缩与舒张交替进行而不发生强直收缩,使心脏的充盈和射血得以正常进行。

四、心 电 图

在正常人体内,由窦房结发出的兴奋按一定的途径和进程依次传向心房和心室,引起整个心脏的兴奋。兴奋产生和传导时的电变化可通过心脏周围的导电组织和体液传到身体表面。将心电图机的测量电极放置在人体表面的一定部位记录出来的心脏电变化曲线即为心电图(electrocardiogram,ECG)。心电图只反映心脏兴奋的产生、传导和恢复过程中生物电的变化,而与心脏的机械收缩活动无直接关系。

(一) 心电图导联

在记录心电图时,引导电极安放的位置和连接方式称为导联。为了便于分析、比较心电图,对导联作了统一规定。临床常用导联 12 个。

1. 标准导联(双极肢导联) 有Ⅰ、Ⅱ、Ⅲ三种导联。Ⅰ导联是将两个电极分别放在左臂和右臂;Ⅱ导联是将两个电极分别放在右臂和左腿;Ⅲ导联是将两个电极分别放在左臂和左腿。

2. 加压单极肢导联 把探查电极放在右臂,称为加压单极右上肢导联(aVR);探查电极放在左臂,称为加压单极左上肢导联(aVL);探查电极放在左腿,称为单极加压左下肢导联(aVF)。

3. 单极胸导联 将探查电极放置在心前的胸壁上记录心电图,称单极胸导联。常用记录位置有 6 个。探查电极放在胸骨右缘第 4 肋间处称 V_1;放在胸骨左缘第 4 肋间处称 V_2;放在 V_2 与 V_4 两点连线的中点为 V_3;放在左锁骨中线第 5 肋间处为 V_4;放在左腋前线,同 V_4 水平为 V_5;放在左腋中线,同 V_4 水平为 V_6。

(二)正常心电图各波和间期的意义

正常心电图波形由 P 波、QRS 波群和 T 波及各波间线段组成,有时在 T 波后还出现一个小 U 波(图 4-7)。随着引导电极位置的不同,各波的形态、幅度均有差异。正常典型心电图的波形及重要间期或时段的生理意义如下:

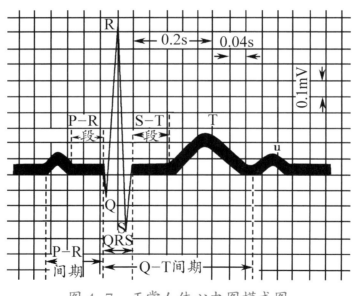

图 4-7 正常人体心电图模式图

1. P 波 反映左、右两心房的去极化过程。波形小而圆钝,历时 0.08~0.11s,波幅不超过 0.25mV。

2. QRS 波群 代表左右两个心室去极化过程的电位变化。典型的 QRS 波群包括 3 个紧密相连的电位波:第一个是向下的 Q 波,第二个是向上的 R 波,第三个是向下的 S 波。但在不同导联中,三个波不一定都同时出现。QRS 波群的起点标志心室兴奋的开始,终点表示心室已全部兴奋。正常 QRS 波群历时 0.06~0.10s,代表心室肌兴奋扩布所需的时间。各波波幅在不同导联中各不相同,变化较大。

3. T波 反映心室复极过程中的电位变化。起点标志心室复极化的开始,终点表示心室复极化已全部完成。波幅一般为 0.1~0.8mV,历时 0.05~0.25s。在 R 波为主的导联中 T 波不应低于同导联 R 波的 1/10。T 波的方向应与 QRS 波群的主波方向一致。

4. U波 在 T 波后 0.02~0.04s 有时会出现一个低而宽的波,方向与 T 波一致,波宽0.1~0.3s,波幅大多在 0.05mV 以下。U 波的意义和成因均不十分清楚。

5. P-R间期 是指从 P 波起点到 QRS 波群起点之间的时程,历时 0.12~0.20s。P-R 间期代表由窦房结产生的兴奋经由心房、房室交界和房室束到达心室并引起心室开始兴奋所需要的时间,故也称为房室传导时间。在房室传导阻滞时,P-R 间期延长。

6. Q-T间期 从 QRS 波群起点到 T 波终点的时间,代表心室开始去极化至完全复极化所经历的时间。Q-T 间期的时程和心率呈反比关系,心率快则 Q-T 间期短。

7. ST段 指从 QRS 波群终点到 T 波起点之间与基线平齐的线段。它代表心室全部处于去极化状态,各部分之间无电位差。当心肌缺血或损伤时,ST 段将会发生上下偏移,偏离基线。

第二节　血管生理

 案例

病人男,38 岁,3 年前体检发现血压升高,因当时无不适症状未服药治疗。近 1 周来因头晕、头痛、耳鸣、视物模糊、失眠等来医院就诊。查体:血压 180/120mmHg,X 线显示心脏扩大。初步诊断:原发性高血压。

请问:1. 血压的正常值是多少?

2. 血压维持正常有什么生理意义?

3. 高血压会导致心脏病吗?

血管是输送血液的管道系统,分为动脉、毛细血管和静脉三类。从心室射出的血液首先进入动脉,动脉将血液输送到全身,流经毛细血管时完成与全身组织细胞的物质交换,静脉再将血液汇集返回心房。血管的主要功能是运输血液、维持血压、分配血量以及完成血液和组织细胞间的物质交换等。

一、血流量、血流阻力和血压

1. 血流量 单位时间内流过血管某一横切面的血量,称为血流量。单位时间内流经某器官的血量,称为该器官血流量。其单位通常以 ml/min 或 L/min 表示。

2. 血流阻力　血液在血管中流动时所遇到的阻力,称为血流阻力。它来源于血液成分之间及血液与管壁之间的摩擦力。血管的直径与长度影响血液与管壁之间的摩擦力;血液黏滞性影响血液成分之间摩擦力。在生理情况下,血管长度和血液黏滞性很少有变化,血流阻力主要取决于血管管径,它与血管的直径成反比。故来自小动脉和微动脉的血流阻力,称为外周阻力。

3. 血压　血管内的血液作用于单位面积血管壁的侧压力,称为血压(blood pressure,BP)。其单位通常以 kPa 或 mmHg 表示。在整个血管系统中存在着压力差,即动脉血压 > 毛细血管血压 > 静脉血压,这个压力差是推动血液流动的基本动力。

血流动力学中血流量、血流阻力和血压之间的关系符合流体力学的原理。血流量(Q)与压力(血管两端压力差 ΔP)成正比,与血管内血流阻力(R)成反比。即 $Q \propto \Delta P/R$。由此可推导出:$R \propto \Delta P/Q$ 和 $\Delta P \propto QR$ 的关系。对整体循环而言,Q 是心排血量,对某一器官而言,Q 是器官血流量。

二、动脉血压与动脉脉搏

(一)动脉血压的概念和正常值

1. 动脉血压的概念　血压是指血管内血液对单位面积血管壁构成的侧压力。而动脉血压(arterial blood pressure)是血液对单位面积动脉管壁的侧压力,通常所说的血压即指动脉血压。在一个心动周期中,动脉血压随心脏的收缩和舒张发生周期性的变化。心室收缩时动脉血压上升达到的最高值,称为收缩压(systolic pressure);心室舒张时动脉血压下降到的最低值,称为舒张压(diastolic pressure)。收缩压和舒张压的差值称为脉搏,简称脉压(pulse pressure)。心动周期中动脉血压的平均值,称为平均动脉压。在一个心动周期中,由于心舒期长于心缩期,故平均动脉压更接近于舒张压,约等于舒张压 +1/3 脉压。

2. 动脉血压的正常值　在安静状态下我国健康青年人的收缩压为 100~120mmHg(13.3~16.0kPa),舒张压为 60~80mmHg(8.0~10.6kPa),脉压为 30~40mmHg(4.0~5.3kPa),平均动脉压为 100mmHg(13.3kPa)左右。血压记录方式为:收缩压 / 舒张压 mmHg(kPa)。动脉血压随年龄、性别及个体的功能状态略有差异。一般来说,同龄男性略高于女性;成人高于儿童;安静时血压相对稳定,活动或情绪激动时暂时升高。正常人动脉血压随着年龄的增长逐渐增高,收缩压的升高比舒张压的升高更明显。

动脉血压的相对稳定具有重要的生理意义:一定高度的动脉血压是推动血液流动和保证各器官与组织得到足够血液供应的必要条件。血压过高或过低都会对健康产生明显的影响。

(二)动脉血压的形成及影响因素

1. 动脉血压的形成　动脉血压形成的前提条件是封闭的心血管系统中充盈足够的

血液量;两个基本因素是心脏射血和外周阻力。心室收缩时,射入大动脉的血液由于外周阻力的存在,大约只有 1/3 血液流向外周,其余约 2/3 血液因大动脉管壁的弹性扩张被暂时储存在主动脉和大动脉内,结果形成较高的动脉血压即收缩压。心室舒张时射血停止,动脉血压下降,因大动脉管壁弹性回缩作用,推动储存在大动脉的血液继续流向外周血管,使动脉血压在心舒期内仍能维持一定高度,即形成舒张压(图 4-8)。可见,大动脉管壁的弹性作用起到缓冲血压的作用,使收缩压不至于过高,舒张压不至于过低,同时也保持了血管内血液的持续流动。

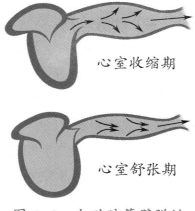

图 4-8　大动脉管壁弹性
作用示意图

心室收缩期

心室舒张期

2. 影响动脉血压的因素　凡能影响动脉血压形成的因素,均可对动脉血压产生明显的影响。

(1)搏出量:当搏出量增加时,心缩期射入主动脉的血量增多,管壁所承受的压力增大,故收缩压升高明显。由于收缩压升高,血流速度加快,流向外周的血量增多,到舒张期末,大动脉内存留的血量无明显增多,因此舒张压升高并不明显。反之,当搏出量减少时,主要是收缩压降低,脉压减小。故收缩压的高低主要反映搏出量的多少。

(2)心率:当心率加快时,动脉血压升高,舒张压升高比收缩压升高更为明显,脉压减小。心率增快,心舒期缩短,心舒期流向外周的血量减少,心舒期末存留在主动脉内的血量增多,使舒张压升高。而在心缩期,由于动脉血压升高可使血流速度加快,有较多的血液流向外周,收缩压虽然升高,但不如舒张压升高显著,脉压则减小。反之,心率减慢时,舒张压显著降低,脉压增大。

(3)外周阻力:外周阻力增大时,舒张压明显升高,脉压减小。因为外周阻力增大时,心舒期血液流向外周的速度减慢,心舒期末存留在主动脉中的血量增多,使舒张压升高明显。在心缩期,由于动脉血压升高使血流速度加快,收缩压的升高不如舒张压的升高明显,故脉压减小。可见舒张压的高低主要反映外周阻力的大小。当阻力血管口径变小或血液的黏滞度增高时,外周阻力将随之增大,舒张压也会升高。

(4)主动脉和大动脉的弹性储器作用:主动脉和大动脉的弹性储器作用可缓冲动脉血压的波动,起到减小脉压的作用。老年人大动脉管壁硬化、弹性减退,对动脉血压的缓冲作用减弱,故收缩压升高,舒张压降低,脉压明显增大。老年人大动脉管壁硬化时,小动脉、微动脉往往也发生不同程度的硬化,使外周阻力相应增大,舒张压也会升高,但其升高的幅度较收缩压升高的幅度小,脉压仍较大。

(5)循环血量和血管容量:正常情况下,循环血量和血管容量相适应,使血管保持一定的充盈度,维持正常血压。当循环血量减少(如大失血、腹泻、呕吐)而血管容量改变不大时,必然引起循环系统充盈度降低,使动脉血压降低;如果循环血量不变而血管系统容量扩大(如药物过敏、中毒)时,也会造成动脉血压急剧下降。

上述影响动脉血压的各种因素都是在假设其他因素不变的前提下，某单一因素改变对动脉血压影响。在临床中分析影响动脉血压的因素，应根据不同的状态进行综合考虑。

（三）动脉脉搏

在心动周期中，由于动脉血压的周期性变化引起动脉管壁产生节律性搏动，称为动脉脉搏（arterial pulse），简称脉搏。脉搏起始于主动脉，沿动脉管壁向外周传播，在体表可触及浅动脉的搏动。检查脉搏时一般选择桡动脉。脉搏的特征可在一定程度上反映心血管的功能状态。脉搏的频率与节律是心率和心律的反映；脉搏的强弱和紧张度能反映每搏输出量的多少。中医学的切脉，就是用手指的触压感觉，依据动脉脉搏的频率、深浅、强弱和节律作为分析诊断疾病的方法之一。

三、静脉血压和静脉回流

静脉是血液回流心脏的通道，具有容量大、易扩张又能收缩的特点，起着贮血库的作用。静脉的收缩或舒张可有效调节回心血量和心排血量，使循环功能适应机体各种生理状态下的需要。

（一）静脉血压

静脉血压远低于动脉血压。体循环血液流经毛细血管到微静脉时，血压下降到15~20mmHg。右心房作为体循环的终点，血压接近于零。通常把右心房和胸腔大静脉的血压称为中心静脉压（central venous pressure，CVP）；而各器官或肢体静脉的血压称为外周静脉压（peripheral venous pressure）。

中心静脉压的正常值为 4~12cmH$_2$O，其高低取决于心脏泵血能力和静脉回心血量。如心脏泵血能力较强，能及时将回流入心脏的血液射入动脉，中心静脉压就较低；反之则会升高。另外，静脉回心血量增多，中心静脉压也将升高。因而测定中心静脉压有助于判断心脏泵血能力，也可作为临床上控制输液量和输液速度的观察指标。

（二）影响静脉回心血量的因素

静脉回心血量的多少取决于外周静脉压和中心静脉压之间的压力差。凡能影响这个压力差的因素，都可影响静脉回心血量。

1. 心肌收缩力　心肌收缩力增强时，搏出量增多，心室排空较充分，心室剩余血量较少，心舒期室内压较低，对心房和大静脉内血液的抽吸力量增强，中心静脉压较低，静脉回心血量增多。反之，右心衰竭时，右心收缩力减弱，血液淤积在右心房和大静脉内，导致中心静脉压升高而回心血量明显减少，病人可出颈静脉怒张、肝充血肿大、下肢水肿等体征；而左心衰竭时，左心收缩力减弱，血液淤积于肺静脉系统，导致肺淤血和肺水肿。

2. 重力与体位　由于静脉管壁薄易扩张，且静脉内压力较低，因此静脉血压与静脉血流易于受重力和体位的影响。人体处于平卧位时，全身静脉与心脏大致位于同一水平，重力对静脉压和静脉回流的作用较小。当人体从卧位转为直立时，由于重力作用，身体下部的静脉扩张,容量增大,使静脉回心血量减少,心输出量减少致血压降低,可能出现暂时的头晕、眼花等症状,这种变化称为直立性低血压。长期卧床和体弱久病的病人,静脉管壁的紧张性较低,更易扩张,加上肌肉无力,抗重力的挤压作用减弱,故由平卧位突然直立时,血液淤积于下肢,使静脉回心血量减少而引起动脉血压明显下降,导致视网膜和脑供血严重不足而出现眼前发黑、头晕甚至晕厥等症状,对此现象在临床工作中应予以重视。

3. 骨骼肌的挤压作用　肌肉收缩时可挤压静脉,使静脉血回流加快,由于静脉血管内静脉瓣的作用,使静脉内的血液只能向心脏方向流动。肌肉舒张时,静脉内压力降低,有利于微静脉和毛细血管内的血液流入静脉,使静脉充盈。因此,骨骼肌节律性的舒缩活动与静脉瓣的共同作用,对静脉血回流发挥着"肌肉泵"的作用。如果经常久立不动,使静脉回流减少,易引起下肢静脉淤血,严重者可致下肢静脉曲张。

4. 呼吸运动　吸气时胸膜腔负压值增大,使位于胸腔内的大静脉和右心房更加扩张,有利于静脉血液回流入右心房。呼气时胸膜腔负压值减小,右心房的静脉回心血量减少。可见,呼吸运动有促进静脉血回流的作用。

四、微　循　环

微循环(microcirculation)是指微动脉和微静脉之间微血管中的血液循环。微循环的主要功能是为血液和组织细胞之间进行物质交换提供场所。

(一)微循环的组成

人体内由于各器官组织的结构和功能不同,微循环的结构也各不相同。典型的微循环由微动脉、后微动脉、毛细血管前括约肌、真毛细血管网、通血毛细血管、动-静脉吻合支和微静脉等七部分组成(图 4-9)。微动脉位于微循环的起始部,控制着微循环的血流量,起"总闸门"作用。后微动脉和毛细血管前括约肌位于真毛细血管的起始端,它们的舒缩活动决定着进入真毛细血管的血流量,起"分闸门"作用。微静脉则位于微循环的终末端,它的舒缩可影响毛细血管血压,从而影响静脉回心血量,起"后闸门"作用。这些血管在神经和体液因素的影响下,通过其舒缩活动调控微循环的血流量。

(二)微循环的血流通路

微循环的血液可经三条通路从微动脉流向微静脉。

1. 迂回通路　血液经微动脉、后微动脉、毛细血管前括约肌,通过真毛细血管网汇入微静脉,称为迂回通路。真毛细血管管壁由单层内皮细胞组成,管壁薄、通透性大,且毛细血管数量多、管径细,穿行于组织细胞之间,迂回曲折,交织成网,血流速度慢,所以此通路是血液与组织细胞进行物质交换的主要场所,故又称为营养通路。真毛细血管的开放与关闭交替进行,安静时骨骼肌只有约 20% 处于开放状态,运动时开放数量增多。

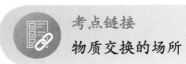

考点链接
物质交换的场所

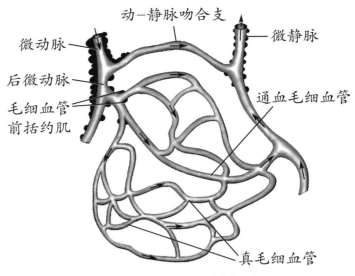

图 4-9 微循环模式图

圆黑点表示血管壁上的平滑肌。

2. 直捷通路　血液经微动脉、后微动脉,经过通血毛细血管流入微静脉,称为直捷通路。通血毛细血管是后微动脉的直接延伸,管壁厚、管径大、血流速度较快,在物质交换中意义不大。此通路经常处于开放状态,使一部分血液能迅速及时地通过微循环回到心脏,保证静脉回心血量。

3. 动-静脉短路　血液由微动脉、动-静脉吻合支直接流入微静脉,称为动-静脉短路。此通路最短,血流速度快,无物质交换功能。动-静脉短路多见于手指、足趾、耳郭等处的皮肤中,平时处于关闭状态,开放时主要参与体温调节(表 4-2)。

表 4-2　微循环通路的主要途径、开放情况和生理功能

血流通路	血流主要途径	开放情况	主要生理功能
直捷通路	通血毛细血管	经常开放	保证静脉血回流
迂回通路	真毛细血管	交替开放	进行物质交换
动-静脉短路	动-静脉吻合支	必要时开放	调节体温

五、组织液与淋巴循环

存在于组织细胞间隙内的液体称为组织液(tissue fluid),绝大部分组织液呈胶胨状不能自由流动,有极小一部分呈液态可自由流动。组织液中各种离子及成分与血浆相同,但其蛋白质浓度明显低于血浆。组织液进入淋巴管称为淋巴(lymph),淋巴在淋巴系统内流动称为淋巴循环。

（一）组织液的生成及影响因素

组织液是存在于组织间隙中的液体，是血浆经毛细血管滤出而形成的，是血液与组织细胞进行物质交换的媒介。组织液不断更新是维持内环境稳态和组织细胞正常新陈代谢的基本条件。

1. 组织液的生成与回流　毛细血管壁的通透性是组织液生成的结构基础，有效滤过压是组织液生成的动力。有效滤过压取决于毛细血管血压、血浆胶体渗透压、组织液静水压和组织液胶体渗透压四个因素。其中毛细血管血压和组织液胶体渗透压是促使液体由毛细血管内向血管外滤过的力量；血浆胶体渗透压和组织液静水压是促使液体从毛细血管外回流入血管内的力量。滤过力量与回流力量之差称为有效滤过压（图4-10）。

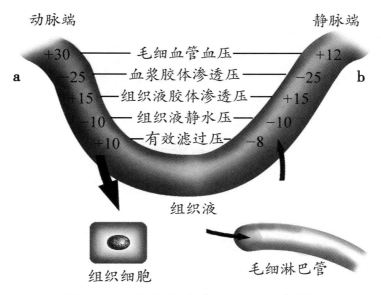

图 4-10　组织液生成和回流示意图

a：形成有效滤过压的因素和作用方向；b：有效滤过压在毛细血管内的变化；
"+"促使液体滤出毛细血管的力；"－"阻止液体滤出毛细血管的力。
（图中数值单位为 mmHg）

有效滤过压 =（毛细血管血压 + 组织液胶体渗透压）-（血浆胶体渗透压 + 组织液静水压）

组织液生成过程中，有效滤过压为正值时则组织液生成；有效滤过压为负值时则组织液回流。以图4-10所假设的各种压力数值为例，推算得出：毛细血管动脉端有效滤过压为10mmHg，使液体滤出毛细血管进入组织间隙生成组织液；而在静脉端的有效滤过压为-8mmHg，导致液体被重吸收回到毛细血管。经毛细血管动脉端滤过的液体，约90%在静脉端被重吸收回血液，其余约10%进入毛细淋巴管形成淋巴，经淋巴系统回流入静脉，使组织液的生成与回流处于动态平衡。

2. 影响组织液生成与回流的因素　正常情况下，组织液的生成与回流是处于动态平衡的。有效滤过压中各种因素的改变，以及毛细血管壁的通透性发生改变，均可破坏这种动态平衡，造成组织液生成增多或回流障碍，使组织间隙中液体过多，从而引起水肿。临床上造成组织水肿原因有：毛细血管血压升高、血浆胶体渗透压降低、淋巴回流受阻或毛细血管壁通透性增大等。

（二）淋巴循环

淋巴循环是血液循环的重要辅助系统。人体每天生成的淋巴总量为 2~4L，相当于全身的血浆总量。淋巴循环具有重要的生理意义。

1. 回收蛋白质　这是淋巴回流最重要的功能。因为淋巴回流是组织液中蛋白质回到血液循环的唯一途径。正常成人每天回收蛋白质 75~100g，以维持血浆蛋白的相对稳定，并使组织液中蛋白质保持较低水平，有利于组织液的正常生成与回流。

2. 运输脂肪及其他营养物质　小肠吸收的营养物质，尤其是脂肪，可经小肠绒毛的毛细淋巴管回流入血液，占小肠总吸收量的 80%~90%。因此小肠淋巴液呈白色乳糜状。

3. 调节体液平衡　生成的组织液中约有 10% 经淋巴系统回流入血。

4. 防御屏障作用　淋巴液在回流过程中经过淋巴结，其中的巨噬细胞能将从组织间隙进入淋巴的红细胞、细菌等加以清除。同时淋巴结所产生的淋巴细胞和浆细胞还参与机体的免疫反应。

第三节　心血管活动的调节

案例

病人女，65 岁，因琐事和邻居发生激烈争吵，争吵过程中朱老太突然全身不自主地发抖，且面色潮红、呼吸急促，家人迅速将其送往医院急诊。医生查体：体温 38℃，脉搏 120 次 /min，呼吸 30 次 /min，血压 150/100mmHg。

请问：1. 病人情绪激动时心率加快、血压升高的原因是什么？

2. 病人是否能诊断为高血压病？

机体在不同生理状态下，由于各器官组织代谢水平不同，对血流量的需求也各不相同。心脏和血管在神经体液因素调节下，通过改变循环系统的功能状态，协调各器官组织之间的血流分配，以适应机体不同生理状态下的需求。

一、神　经　调　节

心脏和血管受自主神经支配。神经系统对心血管活动的调节是通过各种心血管反射活动实现的。

（一）心血管的神经支配和作用

1. **心脏的神经支配** 心脏受心交感神经和心迷走神经的双重支配（图4-11）。

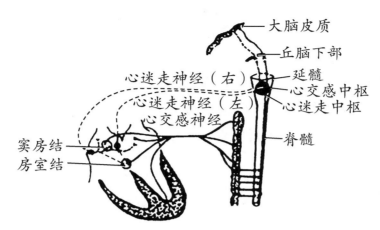

图 4-11 心脏的神经支配示意图

（1）心交感神经及其作用：心交感神经的节前纤维起自脊髓胸段 1~5 节灰质侧角的交感神经元，在神经节内换元后，其节后纤维支配窦房结、房室交界、房室束、心房肌和心室肌。当心交感神经兴奋时，节后纤维末梢释放去甲肾上腺素（NE），与心肌细胞膜上的 β_1 受体结合，产生兴奋作用。引起心率加快，房室交界的传导速度加快，心肌的收缩能力增强，心排血量增多，血压升高。β_1 受体阻断剂普萘洛尔（心得安）可阻断心交感神经对心脏的兴奋作用。

（2）心迷走神经及其作用：心迷走神经的节前纤维起自延髓的迷走神经背核和疑核，行走于迷走神经干中，在心壁内的神经节换元后，其节后神经纤维支配窦房结、心房肌、房室交界、房室束及其分支，仅有少量的迷走神经纤维支配心室肌。心迷走神经兴奋时，其节后纤维末梢释放乙酰胆碱（ACh），与心肌细胞膜上的 M 受体结合，产生抑制作用。引起心率减慢，心房肌收缩力减弱，房室传导速度减慢，使心排血量减少，血压下降。M 受体阻断剂阿托品可阻断心迷走神经对心脏的抑制作用。

2. **血管的神经支配** 支配血管平滑肌的神经纤维可分为缩血管神经纤维和舒血管神经纤维两大类。绝大多数血管只受单一的交感缩血管神经支配，而真毛细血管则无神经支配。

（1）交感缩血管神经及其作用：交感缩血管神经的节前纤维起自脊髓胸 1 至腰 2 或腰 3 节段的灰质侧角，在神经节内换元后，其节后纤维支配体内大多数血管平滑肌。交感缩血管神经节后纤维末梢释放的递质为去甲肾上腺素（NE），与血管平滑肌细胞膜上的 α 受体结合，引起血管平滑肌收缩，外周阻力增大，使动脉血压升高。

在安静状态下，交感缩血管纤维持续发放低频冲动（1~3 次/s），称为交感缩血管紧张，使血管平滑肌保持一定程度的收缩状态。在此基础上，若交感缩血管紧张增强，血管平滑肌进一步收缩；若交感缩血管紧张减弱，则血管舒张，从而在不同状态下调节不同器官的血流阻力和血流量。

（2）舒血管神经及其作用：舒血管神经主要有两类。

交感舒血管神经：主要支配骨骼肌血管。平时没有紧张性活动，只有在情绪激动、发怒或准备做剧烈运动时才发放冲动。其节后纤维末梢释放乙酰胆碱（ACh），作用于血管平滑肌的 M 受体，使骨骼肌血管舒张，血流量增多，并与肌肉活动强度相适应。

副交感舒血管神经：支配少数器官如脑膜、胃肠道的腺体和外生殖器等部位的血管，作用范围局限。其节后纤维末梢释放乙酰胆碱，与血管平滑肌的 M 受体结合，引起血管舒张，血流量增加。故副交感舒血管纤维的活动只对所支配的器官组织的局部血流起调节作用，对循环系统总的外周阻力影响很小。

（二）心血管中枢

中枢神经系统内与调节心血管活动有关的神经元集中的部位，称为心血管中枢（cardiovascular center）。控制心血管活动的神经元分布于从脊髓到大脑皮质的各个部位，它们功能各异又相互联系，使心血管活动协调一致并与机体的功能活动相适应。

1. 延髓心血管中枢　调节心血管活动的基本中枢在延髓，包括心迷走中枢、心交感中枢和交感缩血管中枢。延髓心血管中枢的心迷走神经元、心交感神经元和交感缩血管神经元，均具有一定紧张性，经常发放一定低频冲动，分别称为心迷走紧张、心交感紧张和交感缩血管紧张。

正常情况下，心迷走中枢和心交感中枢的紧张性活动是相互拮抗的。在安静时，心迷走中枢的紧张性略占优势，心交感中枢的紧张性较低，故心率较慢。剧烈运动时，心交感中枢和交感缩血管中枢的紧张性较高，心迷走中枢的紧张性较低，故心率加快，心肌收缩力增强，心排血量增加，同时血管收缩，外周阻力增大，引起血压升高。可见延髓心血管中枢在维持和调节心血管活动中起重要作用。

2. 延髓以上的心血管中枢　在延髓以上的脑干、下丘脑、小脑以及大脑等处，也都存在着与心血管活动有关的神经元。它们相互联系、统一协调，在心血管活动和机体其他功能之间起着复杂的整合功能。如下丘脑在摄食、水平衡、体温调节、恐惧、发怒等情绪反应的整合过程中，都包含一系列相应的心血管功能活动的改变。

（三）心血管活动的反射性调节

心血管活动的神经调节以反射的方式进行。在人体内存在多种心血管反射，其生理意义在于使机体适应内外环境的变化，满足各种生命活动的需要。

1. 颈动脉窦和主动脉弓压力感受性反射　颈动脉窦和主动脉弓的血管外膜下有对牵拉敏感的神经末梢，能感受动脉血压的变化，称为压力感受器。颈动脉窦的传入神经是窦神经，主动脉弓的传入神经是主动脉神经；它们都进入延髓心血管中枢；传出神经是心迷走神经、心交感神经和交感缩血管神经；效应器是心脏和血管。

当动脉血压升高时，动脉管壁扩张，压力感受器受牵拉刺激而产生神经冲动，分别沿窦神经和主动脉神经将冲动传至延髓心血管中枢，使心迷走中枢紧张性加强，心交感中枢和交感缩血管中枢紧张性减弱,其效应为心率减慢,心肌收缩力减弱,心排血量减少及血管舒张,外周阻力降低,动脉血压下降,故此反射又称为减压反射(depressor nerve)。当动脉血压降低时,压力感受器所受刺激减弱,传入冲动减少,使心迷走中枢紧张性减弱,心交感中枢和交感缩血管中枢紧张性加强,从而引起心率加快,心肌收缩力增强,心排血量增加,外周阻力增高,动脉血压升高(图4-12)。

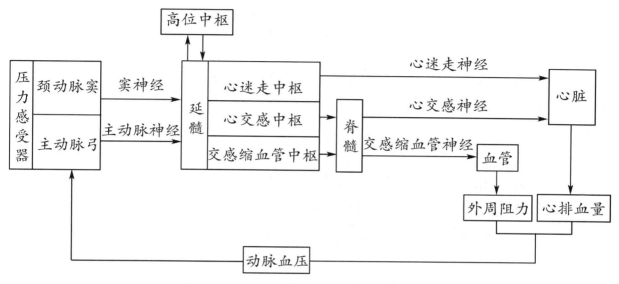

图 4-12　压力感受性反射过程示意图

压力感受性反射属于负反馈调节,平时经常起调节作用。其感受血压变化的范围是60~180mmHg,对快速波动的血压变化更为敏感。其生理意义在于缓冲血压的急剧变化,维持动脉血压相对恒定。在日常生活中,如体位的改变、劳动或运动状态下,均有减压反射的参与。

 前沿知识

眼-心反射及高尔兹反射

用手指压迫眼球,或敲击、挤压腹部等可反射性地兴奋迷走神经,引起心率减慢,甚至心搏骤停。前者称为眼-心反射,后者称为高尔兹反射。有些室上性心动过速的病人,发作时立即用按压眼球的方法来缓解发作,有一定的自我控制效果。在拳击比赛规则中规定运动员禁止拳击对方腹部,也与该反射有关。

2. 颈动脉体和主动脉体化学感受性反射　在颈总动脉分叉处和主动脉弓区域,存在着感受血液中某些化学成分(如 O_2、CO_2、H^+)变化的感受器即化学感受器,称颈动脉体和主动脉体化学感受器。当动脉血中 O_2 分压降低、CO_2 分压升高、H^+ 浓度升高时,可刺激化学感受器使其兴奋产生神经冲动,分别由窦神经和迷走神经传入延髓,使呼吸中枢和缩血管中枢兴奋。引起呼吸加深加快,并反射性引起心率加快,心排血量增加,外周阻力增大,血压升高。化学感受性反射平时主要对呼吸运动具有经常性调节作用,对心血管活动并无明显的调节作用。但在低氧、窒息、失血、动脉血压过低和酸中毒等应急情况下,通过化学感受性反射一方面维持动脉血压,另一方面重新分配血流量,保证心、脑等重要器官的血液供应。

二、体 液 调 节

心血管活动的体液调节是指血液和组织液中的一些化学物质或代谢产物对心脏和血管的调节作用。根据其作用的范围,体液调节可分为全身性体液调节和局部性体液调节两大类。

(一) 全身性体液调节

1. 肾上腺素和去甲肾上腺素　血液中的肾上腺素(adrenaline)和去甲肾上腺素(noradrenaline)主要来自肾上腺髓质,肾上腺素能神经末梢释放的去甲肾上腺素仅有一小部分进入血中。肾上腺素和去甲肾上腺素对心脏和血管的作用,决定于它们与肾上腺素能受体的结合能力和受体分布的不同。

(1) 肾上腺素对心脏和血管的作用:肾上腺素对心脏有较强的兴奋作用,主要与心肌细胞膜上 β_1 受体结合,使心率加快,心肌收缩力加强,心排血量增加,血压升高。对血管的作用因部位不同而异。肾上腺素既可与皮肤、肾、胃肠血管平滑肌上的 α 受体结合,使血管收缩;也可与肝脏、冠状动脉和骨骼肌血管平滑肌上的 β_2 受体结合,使血管舒张。临床上常用作"强心药"。

(2) 去甲肾上腺素对心脏和血管的作用:去甲肾上腺素兴奋心脏的作用较肾上腺素弱。注射去甲肾上腺素后,因血压急剧升高,引起了压力感受性反射使心率减慢,这种反射的效应超过了去甲肾上腺素对心脏的直接效应,故心率减慢。去甲肾上腺素的缩血管作用比肾上腺素强,主要与血管平滑肌上 α 受体结合,可使全身小血管(冠状动脉除外)广泛收缩,使外周阻力增大,动脉血压升高。临床上常用作"升压药"。

考点链接
静脉注射去甲肾上腺素后对心率和血压的影响

2. 肾素 - 血管紧张素系统　肾素是由肾球旁细胞合成和分泌的一种酸性蛋白酶。肾素进入血液可将血浆中由肝细胞合成的无活性的血管紧张素原转变成血管紧张素 I;在肺循环内,血管紧张素 I 经转换酶的作用再转变为血管紧张素 II;血管紧张素 II 还可在血液中氨基肽酶的作用下转变成为血管紧张素 III。

在三种血管紧张素中,以血管紧张素 II 对心血管系统的影响最明显。其主要作用包括:①直接使全身微动脉收缩,增大外周阻力;②使静脉收缩,回心血量增多;③促使交感神经末梢释放递质增多；④增强交感缩血管中枢紧张性，血压升高；⑤刺激肾上腺皮质球状带合成和释放醛固酮，促进远曲小管和集合管对水和 Na^+ 的重吸收，使循环血量增加。故该系统对于动脉血压的长期调节具有重要的意义。

（二）局部性体液因素

1. 激肽　激肽释放酶 - 激肽系统参与对局部组织血流和血压的调节。常见的激肽有缓激肽和赖氨酰缓激肽（又称血管舒张素），具有强烈的舒血管作用，并能增加毛细血管壁的通透性，是已知的最强的舒血管物质。在一些腺体和器官中生成的激肽，可使器官局部血管舒张，以增加局部血流量。循环系统中的缓激肽和赖氨酰缓激肽能引起全身性血管舒张，使外周阻力降低，血压下降。

2. 组胺　在皮肤、肺和肠黏膜的肥大细胞中含有大量的组胺。当组织受到损伤、炎症或过敏反应时释放出来，具有强烈的舒血管作用，并能增加毛细血管和微静脉管壁的通透性，导致局部组织水肿。

3. 局部代谢产物　器官血流量主要通过局部代谢产物（CO_2、H^+、ATP 等）的浓度进行自身调节。

4. 其他　血管内皮能生成和释放多种血管活性物质，对血管平滑肌的舒缩活动起调节作用。其中内皮素（ET）可引起血管强烈的收缩，而一氧化氮（NO）则具有舒血管作用。此外，前列环素（PGI_2）主要在产生的局部发挥舒张血管的作用；前列腺素 E_2（PGE_2）也参与血压调节，与激肽一起产生降压效应。

本章小结　血液循环包括体循环和肺循环两条途径，循环系统由心脏和血管组成。心脏的主要功能是泵血，泵血过程依靠心脏节律性收缩和舒张完成，而心脏持久有序的舒缩活动是以心肌细胞的生物电为基础的。同时心肌细胞本身还具有自律性、传导性、兴奋性和收缩性四个生理特性。在自律性心肌细胞中，窦房结的自律性最高，称为心脏的正常起搏点。由窦房结发出的兴奋由心脏特殊传导系统传至心房和心室。心肌细胞兴奋的产生、传导过程的心电变化，可通过组织和体液传到体表，将引导电极置于体表一定部位记录的心电变化波形称为心电图。血管包括动脉、静脉和毛细血管，血管是运输血液的管道和物质交换的场所。心脏泵出的血液首先进入动脉，只有保持动脉血压的相对稳定才能保证各组织器官有充足的血液供应。静脉是血液回心的通道，其容量很大可起贮血库的作用，同时静脉血管的收缩和舒张可调节回心血量和心排血量。微循环的主要功能是实现血液与组织细胞之间的物质交换。上述心血管系统的活动受神经和体液因素的调节，从而适应各器官组织在不同情况下对血流量的需要。

（连彩兰）

目标测试

一、名词解释

1. 心动周期　　　　2. 心率　　　　　3. 心排血量

4. 射血分数　　　　5. 自动节律性　　6. 动脉血压

7. 中心静脉压　　　8. 微循环

二、问答题

1. 影响心排血量的因素有哪些？

2. 影响动脉血压的因素有哪些？

3. 简述微循环的血流通路及意义。

4. 简述减压反射的调节过程。

5. 比较肾上腺素和去甲肾上腺素对心脏和血管的作用。

三、选择题

1. 心脏射血发生在（　　　　）

    A. 心房收缩期　　　　　B. 心室收缩期　　　　　C. 心室充盈期

    D. 等容舒张期　　　　　E. 全心舒张期

2. 心室肌细胞动作电位的主要特点是（　　　　）

    A. 0 期去极化过程快　　　　　B. 1 期快速复极期

    C. 形成平台期（2 期）　　　　D. 3 期复极化快

    E. 4 期膜电位不稳定

3. 与心指数无关的是（　　　　）

    A. 体表面积　　　　　B. 搏出量　　　　　C. 体重

    D. 心率　　　　　　　E. 心排血量

4. 心室肌的前负荷是指（　　　　）

    A. 射血后心室剩余血量　　　　　B. 静脉回心血量

    C. 心室舒张末期充盈量　　　　　D. 等容舒张期血量

    E. 以上都不是

5. 心肌细胞中自律性最高的是（　　　　）

    A. 心房肌　　　　　B. 窦房结　　　　　C. 房室束

    D. 心室肌　　　　　E. 房室交界

6. 房－室延搁的生理意义是（　　　　）

    A. 使心室肌不产生强直收缩

    B. 利于心室肌几乎同步收缩

    C. 使心室肌的有效不应期长

D. 使心房、心室不发生同时收缩

E. 引起期前收缩

7. 心肌**不发生**强直收缩的原因是（　　　）

A. 心肌的有效不应期长

B. 心肌是功能上合胞体

C. 心肌呈"全或无"式收缩

D. 心肌的肌质网不发达,贮 Ca^{2+} 少

E. 心肌收缩为同步收缩

8. 第一心音发生在（　　　）

A. 室缩期,标志着心室收缩的开始

B. 房舒期,标志着心房舒张的开始

C. 房缩期,标志着心房收缩的开始

D. 室舒期,标志着心室收缩的开始

E. 室缩期末,标志着心室收缩的终末

9. 收缩压为 100mmHg,舒张压为 70mmHg,其平均动脉压为（　　　）

A. 70mmHg　　　　　　B. 75mmHg　　　　　　C. 80mmHg

D. 85mmHg　　　　　　E. 90mmHg

10. 动脉血压相对稳定的意义是（　　　）

A. 保持血管充盈　　　　　　　　B. 保持足够的静脉回流

C. 防止血管硬化　　　　　　　　D. 保证器官的血液供应

E. 减轻心肌的前负荷

11. 形成动脉血压的前提条件是（　　　）

A. 足够的循环血量　　　　　　　B. 心脏前负荷

C. 心脏收缩做功　　　　　　　　D. 外周阻力

E. 大动脉的弹性升高

12. 在其他条件不变的情况下,影响收缩压的主要因素是（　　　）

A. 循环血量　　　　　B. 每搏输出量　　　　　C. 心率

D. 外周阻力　　　　　E. 大动脉弹性

13. 影响舒张压的主要因素是（　　　）

A. 外周阻力

B. 大动脉管壁的弹性

C. 心排血量

D. 静脉回心血量

E. 循环血量与血管系统容积的比例

14. 调节心血管活动的基本中枢位于（　　　）

A. 大脑皮质　　　　　　B. 脊髓　　　　　　C. 延髓

D. 下丘脑　　　　　　E. 脑干

15. 正常情况下决定组织液生成和回流的主要因素是（　　　）

A. 毛细血管血压　　　　B. 血浆胶体渗透压　　　C. 组织液胶体渗透压

D. 组织液静水压　　　　E. 淋巴液回流

第五章 | 呼 吸

05章 数字资源

  人体进行新陈代谢须从外环境中吸入 O_2，并呼出代谢产生的 CO_2。所以，呼吸（respiration）是机体与外界环境之间进行气体交换的过程。呼吸的基本过程由三个环节构成：①外呼吸，包括肺通气和肺换气。肺通气是肺与外界环境之间的气体交换过程；肺换气是肺泡与肺毛细血管血液之间进行气体交换的过程。②气体在血液中的运输。③组织换气，也称内呼吸，是组织细胞与毛细血管血液之间进行气体交换的过程（图 5-1）。

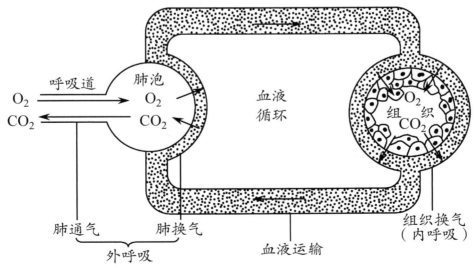

图 5-1 呼吸全过程示意图

通过呼吸可维持机体内环境中 O_2 和 CO_2 含量的相对稳定,保证新陈代谢正常进行。呼吸任一环节障碍将会引起体内组织缺氧和二氧化碳蓄积,扰乱内环境的稳态,甚至危及生命。

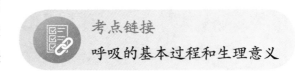

考点链接
呼吸的基本过程和生理意义

第一节 肺 通 气

肺通气是肺与外界环境之间的气体交换过程,实现肺通气的基本结构包括呼吸道、肺和胸廓等。呼吸道是沟通肺泡与外界环境的通道,同时还具有对气体进行加温、加湿、滤过和清洁作用;肺泡是肺泡气与血液气体进行交换的场所;呼吸肌的收缩和舒张引起胸廓节律性运动是实现肺通气的动力。

一、肺通气的动力

推动肺通气的直接动力是肺内压与大气压之差,原动力是呼吸运动。

(一)呼吸运动

呼吸运动是由呼吸肌的收缩和舒张引起胸廓节律性扩大和缩小,包括吸气和呼气两个过程。呼吸肌是参与呼吸运动肌肉的统称,有吸气肌(如膈肌、肋间外肌),辅助吸气肌(如胸大肌、斜角肌、胸锁乳突肌等)和呼气肌(如腹肌、肋间内肌)。

按呼吸的深度将呼吸运动分为平静呼吸和用力呼吸,按呼吸的方式分为胸式呼吸和腹式呼吸。

1. 平静呼吸和用力呼吸 平静呼吸是人体在安静状态下的呼吸运动。每分钟呼吸运动的次数称呼吸频率,正常成人的平静呼吸频

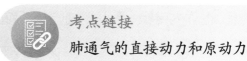

考点链接
肺通气的直接动力和原动力

率为 12~18 次 /min。平静吸气时,膈肌收缩使膈顶下降,胸廓上下径扩大;肋间外肌收缩使肋骨上提外翻,胸廓前后径和左右径扩大(图 5-2);于是,胸廓容积增大,带动肺被动扩张,产生吸气。平静呼气时,吸气肌舒张,胸廓回位,肺弹性回缩,产生呼气。平静呼吸的特点是:吸气为主动过程,呼气为被动过程。

用力呼吸是人体在运动或劳动状态下用力而加深的呼吸运动。用力吸气时,吸气肌、辅助吸气肌(如斜角肌和胸锁乳突肌)均收缩,进一步扩大胸廓和肺容积,吸气量增加。用力呼气时,吸气肌舒张,呼气肌(主要是腹肌和肋间内肌)收缩,胸廓和肺回位后继续缩小,呼气量增加。用力呼吸的特点是:吸气和呼气均为主动过程。

某些疾病或特殊情况下,即使用力呼吸,也不能满足机体对氧气的需要,病人有气不够用、呼吸费力的感觉,出现鼻翼翕动等现象,称为呼吸困难(dyspnea)。

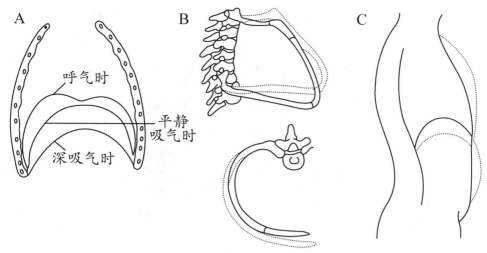

图 5-2　呼吸时膈肌、肋骨及胸腹运动

A. 膈运动；B. 肋骨运动；C. 胸腹运动。

实线表示呼气时的位置，虚线表示吸气时的位置。

2. 胸式呼吸和腹式呼吸　胸式呼吸是以肋间肌舒缩为主伴胸壁起伏明显的呼吸运动。腹式呼吸是以膈肌舒缩为主伴腹壁起伏明显的呼吸运动（图 5-2）。正常成人呼吸大多是胸式呼吸和腹式呼吸同时存在，称为混合式呼吸。胸廓活动受限如胸膜炎、胸膜腔积液时胸式呼吸减弱，腹式呼吸增强；腹部活动受限如妊娠后期、腹腔巨大肿瘤、腹水、腹膜炎时腹式呼吸减弱，胸式呼吸增强。

（二）肺内压及其周期性变化

肺内压是肺泡内气体产生的压力。肺内压随呼吸运动发生周期性变化（图 5-3）：平静吸气初，肺扩张，肺内压降低，低于大气压时，气体入肺，肺内压随之升高，至平静吸气末，肺内压等于大气压；平静呼气初，肺回缩，肺内压升高，高于大气压时，气体出肺，肺内压逐渐降低，至平静呼气末，肺内压等于大气压。大气压是相对稳定的，所以，肺通气的直接动力主要来自肺内压的周期性变化。

（三）胸膜腔及胸膜腔负压

脏胸膜和壁胸膜在肺根部相互移行形成密闭潜在的腔隙称胸膜腔，左右各一，互不相通。胸膜腔内没有气体，仅有少量浆液。浆液具有润滑作用，在呼吸过程中减少两层胸膜间的摩擦力；此外，浆液中液体分子之间产生的内聚力使两层胸膜紧贴，使肺与胸廓紧密相连。

胸膜腔内压是指胸膜腔内的压力，平静呼吸过程中胸膜腔内压均低于大气压（规定为 0），为负值，故称胸膜腔负压，简称胸内负压。经测定，正常成人胸膜腔负压平静吸气末为 $-10\sim-5\mathrm{mmHg}$，平静呼气末为 $-5\sim-3\mathrm{mmHg}$（图 5-3）。

1. 胸膜腔负压的形成　胸膜腔的密闭性是形成胸膜腔负压的前提和必要条件。胸膜腔负压由方向相反的肺内压和肺回缩力形成，即：

$$胸膜腔内压 = 肺内压 - 肺回缩力$$

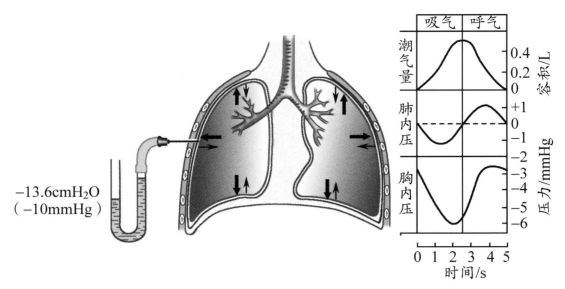

图 5-3　平静呼吸时肺内压、胸膜腔内压及呼吸气量的变化
粗箭头表示肺内压；细箭头表示肺回缩力。

由于平静吸气末和呼气末，肺内压等于大气压，所以：

胸膜腔内压 = 大气压 - 肺回缩力

若按大气压为 0，则胸膜腔内压 = - 肺回缩力。

可见，胸膜腔负压实质上主要由肺回缩力形成，其大小主要与肺扩张的程度有关。吸气时，肺扩张程度增加，肺回缩力增大，胸膜腔负压增大；呼气时，肺扩张程度缩小，肺回缩力减小，胸膜腔负压减小。

2. 胸膜腔负压的生理意义　①维持肺的扩张状态，防止肺萎陷，有利于肺通气。②扩张心房、腔静脉和淋巴导管等，降低中心静脉压，促进静脉血和淋巴液回流。

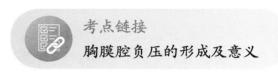

考点链接
胸膜腔负压的形成及意义

若外伤、疾病、手术、诊断或治疗性操作不当导致胸壁或肺破裂时，胸膜腔与大气相通，空气将进入胸膜腔形成气胸。临床上，严重气胸病人可因胸膜腔密闭性被破坏，空气随呼吸进入胸膜腔内，胸膜腔负压消失甚至转为正压，压迫肺发生萎陷，导致胸痛、呼吸困难等，引起急性心肺功能障碍甚至衰竭。

二、肺通气的阻力

肺通气过程中遇到的阻力包括弹性阻力和非弹性阻力。平静呼吸时，弹性阻力约占70%，非弹性阻力约占 30%。

（一）弹性阻力

弹性阻力是由弹性物体产生的对抗变形的力。弹性阻力是吸气的阻力，呼气的动力。肺通气的弹性阻力主要来自肺。肺弹性阻力即肺回缩力，包括肺泡表面张力(约占弹性阻力的 2/3)和肺组织弹性纤维产生的弹性回缩力(约占 1/3)。

1. 肺泡表面张力和肺表面活性物质　肺泡内表面覆盖有一薄层液体,由于液体分子间的内聚力,使得在液 – 气交界面上产生了使肺泡表面积缩小的表面张力,此力指向肺泡中心。

肺泡表面活性物质由肺泡Ⅱ型细胞合成并分泌,是一种复杂的脂蛋白混合物,其主要成分是二棕榈酰卵磷脂,作用是降低肺泡表面张力。其生理意义是:①减小吸气阻力,有利于肺的扩张。②防止液体渗入肺泡。表面张力具有吸引肺泡周围毛细血管中液体进入肺泡的作用,这会严重影响肺泡气与肺泡周围毛细血管血液间的气体交换。由于肺泡表面活性物质的存在,使肺泡表面张力大大降低,这就防止了液体在肺泡内积聚。③稳定肺泡容积。

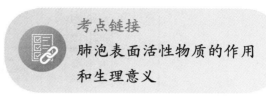

考点链接
肺泡表面活性物质的作用和生理意义

2. 肺弹性回缩力　肺组织弹性纤维在扩张时产生弹性回缩力。吸气时,肺扩张程度大,肺弹性回缩力增加;呼气时,肺扩张程度小,肺弹性回缩力减小。

肺气肿病人弹性纤维被破坏,弹性回缩力减小,可表现为呼气困难;肺充血、肺组织纤维化时弹性阻力增大,可表现为吸气困难。

（二）非弹性阻力

非弹性阻力主要指气体流经呼吸道时产生的摩擦阻力,主要是气道阻力。气道阻力最重要的影响因素是气道管径,与气道半径的 4 次方呈反比关系。气道管径受神经和体液因素等调节,交感神经兴奋及儿茶酚胺类物质、前列腺素 E_2 等可使气道平滑肌舒张,气道半径扩大,通气阻力减小;迷走神经兴奋及组胺、5– 羟色胺、过敏性慢反应物质等可使气道平滑肌收缩,气道半径缩小,通气阻力增大。支气管哮喘发作时气道平滑肌痉挛,气道阻力明显增大,引起呼吸困难。

三、肺通气功能的评价

肺通气是呼吸过程的首要环节,是肺换气的基础。评价肺通气功能的指标有肺容量和肺通气量两类。

（一）肺容量

肺容量是每一次呼吸肺容纳气体的量,可随呼吸的深浅不同发生变化,因此有以下不同的指标(图 5–4)。

1. 潮气量　潮气量(tidal volume,TV)是呼吸时每次吸入或呼出的气体量。正常成人平静呼吸的潮气量为 400~600ml,平均 500ml。运动时潮气量增大。

2. 补吸气量　补吸气量(inspiratory reserve volume,IRV)是平静吸气末再尽力吸气所吸入的气体量。正常成人的补吸气量为 1 500~2 000ml。

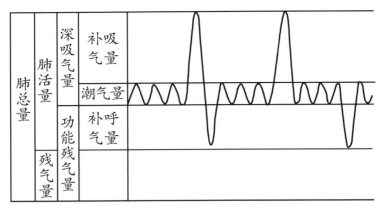

图 5-4　肺容量描记图

3. 补呼气量　补呼气量（expiratory reserve volume，ERV）是平静呼气末再尽力呼气所呼出的气体量。正常成人的补呼气量为 900~1 200ml。

4. 残气量　残气量（residual volume，RV）是最大呼气末肺内残余的气体量。正常成人的残气量为 1 000~1 500ml。支气管哮喘和肺气肿病人的残气量可增加。

5. 功能残气量　功能残气量（functional residual capacity，FRC）是平静呼气末肺内残余的气体量，为残气量与补呼气量之和。正常成人的功能残气量约为 2 500ml。

6. 深吸气量　深吸气量（inspiratory capacity，IC）是平静呼气末，做最大吸气时吸入的气体量，为补吸气量与潮气量之和，是衡量最大通气潜力的指标之一。

7. 肺活量和用力呼气量　肺活量（vital capacity，VC）是一次最大吸气后再尽力呼气，所呼出的最大气体量，为潮气量、补吸气量和补呼气量三者之和。肺活量的大小与性别、身材、年龄和呼吸肌的强弱有关。正常成年男性约为 3 500ml，女性约为 2 500ml。肺活量可反映一次肺通气的最大能力，是肺功能测定的常用指标。但某些肺组织弹性下降（如肺气肿）或呼吸道狭窄等肺通气功能受损病人的肺活量值可为正常，故肺活量难以全面评价肺通气的功能状态。

用力呼气量（forced expiratory volume，FEV）也称时间肺活量（timed vital capacity，TVC），是一次最大吸气后尽快尽力呼气，在第 1、2、3 秒末，呼出的气体量占肺活量的百分比。正常成人第 1、2、3 秒末的百分比约为 83%、96%、99%，以第 1 秒末的数值最有判断意义，低于 60% 为不正常。用力呼气量可全面并动态反映肺通气功能，是评价肺通气功能的较好指标。

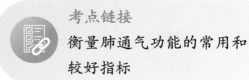

考点链接
衡量肺通气功能的常用和较好指标

8. 肺总量　肺总量（total lung capacity，TLC）是肺能容纳的最大气体量，为肺活量与残气量之和。正常成年男性约为 5 000ml，女性约为 3 500ml。

（二）肺通气量

肺通气量是单位时间内进出肺的气体量，包括每分通气量和肺泡通气量。

1. 每分通气量　每分通气量是每分钟吸入或呼出肺的气体总量,等于潮气量乘以呼吸频率。正常成人平静呼吸时的每分通气量为 6.0~9.0L/min。每分通气量具有个体差异,与性别、年龄、身材和运动锻炼程度有关。当尽力深快呼吸时,每分钟吸入或呼出肺的最大气体量称每分最大通气量,反映肺通气的储备能力。测定时一般只测定 15s,乘以4 计算出最大通气量,健康成人可达 70~120L/min,用于估算一个人最大运动量时的肺通气储备。

2. 无效腔和肺泡通气量　无效腔分为解剖无效腔和肺泡无效腔。解剖无效腔是指从鼻到终末细支气管间的无气体交换功能的呼吸道,正常成人约为 150ml。解剖无效腔内气体虽无法进行气体交换,但具有缓冲和过渡作用。若由于血流分布不均等原因,使进入肺泡内的气体不能进行气体交换,这部分肺泡容量称为肺泡无效腔,正常成人平卧位时肺泡无效腔约为 0。

由于无效腔的存在,肺通气的气体没有全部进行气体交换,故有效的通气量是肺泡通气量。肺泡通气量(alveolar ventilation volume)是每分钟吸入肺泡内用于气体交换的新鲜空气量,即:

$$肺泡通气量 = (潮气量 - 无效腔气量) \times 呼吸频率$$

不同的呼吸形式可影响肺泡通气量。每分通气量不变时,深慢呼吸比浅快呼吸的肺泡通气量更多(表 5-1),深慢呼吸较浅快呼吸的呼吸效率更高。

表 5-1　不同呼吸形式的每分通气量和肺泡通气量比较

呼吸形式	每分通气量 /(ml·min^{-1})	肺泡通气量 /(ml·min^{-1})
平静呼吸	$500 \times 12 = 6\,000$	$(500-150) \times 12 = 4\,200$
浅快呼吸	$250 \times 24 = 6\,000$	$(250-150) \times 24 = 2\,400$
深慢呼吸	$1\,000 \times 6 = 6\,000$	$(1\,000-150) \times 6 = 5\,100$

第二节　气体的交换

气体的交换即气体的跨膜扩散,包括肺换气和组织换气两个过程。O_2 和 CO_2 都是以单纯扩散的方式进行的。

一、气体的交换原理

气体分子是不断运动的,气体从分压高处移动至分压低处称气体的扩散。单位时间内的气体扩散量称为扩散速率(diffusion rate,DR),与扩散气体的分压差、分子量和溶解度等有关。

（一）气体分压差

气体交换的动力是气体分压差。分压（partial pressure，P）是在混合气体中，某一种气体所产生的压力称为该气体的分压。如空气是混合气体，压力为760mmHg，其中 O_2 占21%，氧分压（PO_2）为 $760 \times 21\% = 159.6$ mmHg；CO_2 占0.04%，二氧化碳分压（PCO_2）为 $760 \times 0.04\% = 0.3$ mmHg。安静时，肺泡气、血液和组织中氧分压和二氧化碳分压均不同（表5-2），不同部位间的气体分压差决定了气体扩散的方向和速率。

表5-2 体内不同部位氧分压和二氧化碳分压 /mmHg

	肺泡气	静脉血	动脉血	组织细胞
PO_2	102	40	100	30
PCO_2	40	46	40	50

（二）气体的分子量与溶解度

气体扩散速率与溶解度成正比，与分子量的平方根成反比。溶解度是指在一定分压下，某种气体溶解于液体的气体量。若 O_2 和 CO_2 分压差相同时，CO_2 的扩散速率是 O_2 的21倍。肺泡与静脉血之间，O_2 的分压差是 CO_2 分压差的10倍多。经计算，CO_2 的扩散速率约是 O_2 的2倍，故 CO_2 较 O_2 更容易扩散。肺疾患肺换气障碍时，缺氧比 CO_2 潴留更常见，呼吸困难的病人常首先出现缺氧。

二、肺 换 气

（一）肺换气过程

血液流经肺泡时，肺泡气 PO_2 高，肺泡周围毛细血管静脉血中 PO_2 较低，O_2 由肺泡扩散至肺泡周围毛细血管血液内；同时，肺泡气 PCO_2 低，肺泡周围毛细血管静脉血中 PCO_2 较高，CO_2 由肺泡周围毛细血管血液扩散至肺泡内。通过肺换气，静脉血变成了含 O_2 较多的动脉血（图5-5）。

（二）影响肺换气的因素

除了上述气体的分压差、分子量和溶解度外，影响肺换气的主要因素有呼吸膜和通气／血流比值。

1. 呼吸膜的厚度和面积　呼吸膜又称气－血屏障，由6层结构构成（图5-6），但厚度不超过 $1\mu m$，气体分子很容易扩散通过。呼吸膜的总面积可达 $100m^2$，平静呼吸时约为 $40m^2$，说明呼吸膜面积有巨大的储备能力。肺换气的气体扩散速率与呼吸膜厚度成反比，与呼吸膜面积成正比。患肺炎、肺水肿、肺纤维化等疾病时，呼吸膜增厚，气体扩散速率降低；患肺不张、肺实变、肺气肿等疾病时，呼吸膜面积减小，气体扩散速率也降低。

2. 通气／血流比值　肺泡通气量与每分钟肺血流量的比值称通气／血流比值（V_A/Q，简称气血比）。正常成人安静时肺泡通气量约为 4.2L/min，肺血流量约为 5L/min，通气／血流比值约为 0.84。此时肺泡通气量与肺血流量达最佳配比，肺泡与血液间的气体能充分进行交换，肺换气的效率最高。通气／血流比值增大或减小都会使肺换气效率降低。若比值 >0.84，意味通气过剩或血流不足，肺泡内气体不能全部进行气体交换，相当于无效腔增大，如肺动脉栓塞；若气血比 <0.84，意味通气不足或血流过剩，血液中气体没有全部进行气体交换，相当于发生功能性的动－静脉短路，如支气管痉挛。

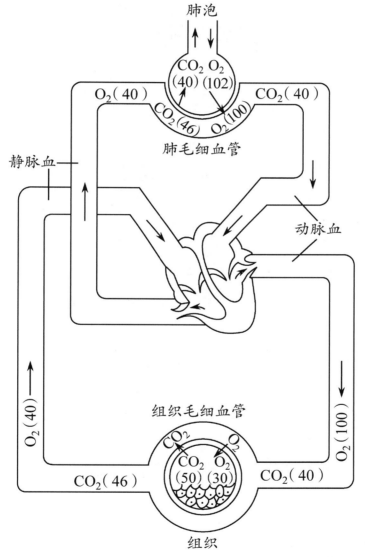

图 5-5　气体交换示意图

图中括号内数字为气体分压（mmHg）。

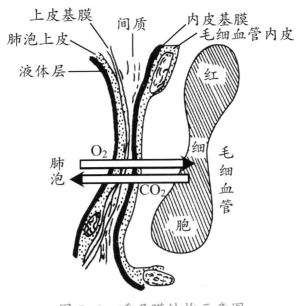

图 5-6　呼吸膜结构示意图

三、组织换气

（一）组织换气过程

组织细胞在有氧代谢过程中不断消耗 O_2 和产生 CO_2，血液流经组织时，组织 PCO_2 高，动脉血中 PCO_2 较低，CO_2 由组织扩散至毛细血管血液内；同时，动脉血中 PO_2 较高，组织 PO_2 低，O_2 由毛细血管血液扩散至组织细胞内。通过组织换气，动脉血变成了含 O_2 较少、含 CO_2 较多的静脉血。

（二）影响组织换气的因素

影响组织换气的主要因素有毛细血管血流量、组织代谢水平和气体扩散距离等。酸性代谢物扩张血管，增加血流量或细胞代谢增强时，消耗 O_2 和代谢 CO_2 增多，气体的分压差增大，均促进组织换气；组织水肿时，扩散距离增大，妨碍组织换气。

第三节　气体在血液中的运输

　案例

病人女，22岁，因天气寒冷，用木炭生火取暖，门窗关闭。室友回来闻到浓烈煤烟味，呼唤无反应，病人神志不清、四肢无力，室友随即将其移至屋外，并送病人入院。病人颜面潮红、口唇樱桃红色，张口呼吸，节律不齐，血压 97/65mmHg，心率 92 次/min，血液 HbCO 32%。诊断为 CO 中毒。

请问：1. 该病人是否缺氧，有发绀表现吗？
　　　2. 血液运输 O_2 的形式有哪些？

气体在血液中的运输方式有物理溶解和化学结合。虽然物理溶解的量少，但却是气体运输必不可少的环节。气体须先在血浆中物理溶解，才能发生化学结合，而结合状态的气体也须转变为物理溶解的方式，才能逸出血液。血液运输气体的载体主要是血浆和红细胞。

一、氧 的 运 输

（一）物理溶解

动脉血 PO_2 为 100mmHg 时，正常成人每 100ml 血液中 O_2 的溶解量为 0.3ml，占血液运输 O_2 量的 1.5%。

（二）化学结合

1. 氧与血红蛋白的结合　血液运输 O_2 的化学结合形式是氧合血红蛋白（HbO_2），由 O_2 与红细胞内的去氧血红蛋白（即血红蛋白，Hb）结合形成。正常成人每 100ml 动脉血血红蛋白可结合 O_2 约为 19.5ml，占血液运 O_2 量的 98.5%。

$$Hb + O_2 \underset{PO_2低（组织）}{\overset{PO_2高（肺）}{\rightleftharpoons}} HbO_2$$

血红蛋白和 O_2 结合的过程是可逆的，不需要酶的参与，反应迅速。该反应前后血红蛋白中的铁始终是二价铁，故称氧合反应。去氧血红蛋白呈紫蓝色，氧合血红蛋白呈鲜红色，故动脉血呈鲜红色，静脉血呈暗红色。

若动脉血中 Hb 含量超过 50g/L 时，甲床、皮肤或黏膜呈青紫色，称为发绀。一般认为发绀是缺氧的标志，但不绝对。某些红细胞增多的人（如高原性红细胞增多症），Hb 含

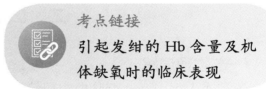
考点链接
引起发绀的 Hb 含量及机体缺氧时的临床表现

量超过 50g/L，虽不缺氧，可出现发绀。严重贫血的病人虽有缺氧，但 Hb 含量不足 50g/L 时，可不出现发绀；CO 与 Hb 的结合能力是 O_2 的 210 倍多，CO 中毒时，CO 与 Hb 结合成难解离的碳氧血红蛋白（HbCO）而呈樱桃红色，虽有严重缺氧但无发绀表现。

2. 血氧饱和度与氧解离曲线　每升血液中 Hb 能结合 O_2 的最大量称为 Hb 的氧容量，每升血液中 Hb 实际上结合 O_2 的量称为 Hb 的氧含量。Hb 氧含量占 Hb 氧容量的百分比称为 Hb 的氧饱和度，也称血氧饱和度。血氧饱和度取决于血液中的氧分压。

反映血氧饱和度与氧分压关系的曲线称为氧解离曲线，该曲线近似"S"形（图 5-7）。①氧分压在 60~100mmHg 的血氧饱和度曲线较平坦，反映 Hb 与 O_2 结合的特点，即氧分压在此范围内变化时，血氧饱和度的变化不大。因此，高空、高原环境或某些呼吸系统疾

病时,只要氧分压不低于60mmHg,血氧饱和度可达90%以上,保证机体携带足够的氧气,不至于发生低氧血症。②氧分压在40~60mmHg的血氧饱和度曲线较陡直,反映安静状态时血液流经组织时Hb释放O_2的过程,即氧分压在此范围内稍下降,Hb就释放出O_2供组织细胞代谢使用。③氧分压在15~40mmHg的血氧饱和度曲线最为陡直,反映机体释放O_2的贮备能力,即氧分压在此范围内稍下降,Hb会释放出更多的O_2,满足机体活动增强时对O_2的需要。

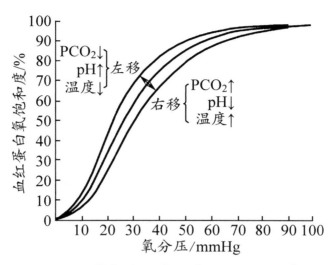

图5-7　氧解离曲线及其主要影响因素

氧解离曲线受内环境中温度、pH和PCO_2等因素的影响。温度升高、pH降低或PCO_2升高,使氧解离曲线右移,Hb释放O_2增加;温度降低、pH升高或PCO_2降低,氧解离曲线左移,有利于Hb结合O_2。

二、二氧化碳的运输

(一)物理溶解

正常成人每100ml静脉血中可溶解CO_2 3ml,约占血液运CO_2量的5%。

(二)化学结合

血液中CO_2的化学结合形式主要有碳酸氢盐和氨基甲酰血红蛋白（HbNHCOOH）两种。

1. 碳酸氢盐　这是血液运输CO_2的主要形式,约占88%。动脉血流经组织细胞时,CO_2扩散入血浆,大部分继续向红细胞内扩散,在红细胞内碳酸酐酶（CA）的作用下先与H_2O生成H_2CO_3,再解离出HCO_3^-和H^+。少量HCO_3^-与红细胞内K^+结合成$KHCO_3$,大部分HCO_3^-扩散至血浆,与Na^+结合成$NaHCO_3$（图5-8）。

2. 氨基甲酰血红蛋白　约占血液运输量的7%。扩散入红细胞的CO_2能直接与血红蛋白结合生成氨基甲酰血红蛋白,该过程是可逆的,不需要酶的参与,反应迅速。反应

的方向取决于 PCO_2。PCO_2 高时（在组织）生成氨基甲酰血红蛋白，PCO_2 低时（在肺）解离出 CO_2。

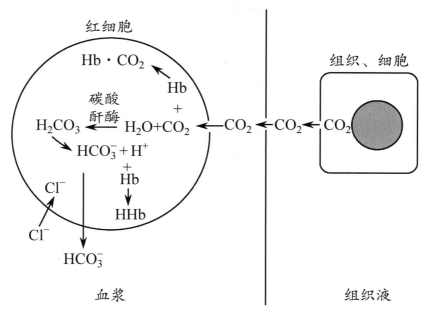

图 5-8　CO_2 在血液中的运输示意图

第四节　呼吸运动的调节

案例

病人男，68 岁，反复咳嗽、咳痰 20 年，活动后胸闷气促 2 年，诊为慢性支气管炎合并肺源性心脏病。近日因上呼吸道感染，呼吸困难加重。查血气分析：pH 7.25，$PaCO_2$ 68mmHg，PaO_2 50mmHg，护理时给予病人持续低流量氧气吸入。

请问：1. 该病人为何会出现呼吸困难加重？

　　　2. 该病人纠正缺氧时为什么用低流量吸氧？

当机体内外环境变化时，呼吸的深度和频率会发生相应的改变来维持内环境的稳态。如运动时，通过神经和体液调节，呼吸运动加深加快，肺通气量明显增加，以适应机体运动时的代谢水平。呼吸运动的调节以神经调节为主。

一、呼　吸　中　枢

呼吸中枢（respiratory center）是在中枢神经系统内，产生和调节呼吸运动的神经细胞群,广泛分布于脊髓、脑干和大脑皮质等部位,各处呼吸中枢作用不同,但相互协调,共同维持并调节呼吸运动。

1. 脊髓　脊髓前角运动神经元发出传出神经(膈神经和肋间神经)支配呼吸肌,呼吸肌舒张和收缩实现呼吸运动。若切断脊髓与延髓的联系后,呼吸运动立即停止,说明脊髓不产生呼吸节律。

2. 延髓　呼吸的基本中枢位于延髓,有吸气神经元和呼气神经元,产生喘息样的基本呼吸节律。

3. 脑桥　脑桥有呼吸调整中枢,对延髓的吸气神经元产生抑制作用,防止吸气过长过深,促进吸气向呼气转化。正常呼吸节律的产生依赖于脑桥和延髓的共同作用。

4. 大脑皮质　大脑皮质是呼吸运动的最高级中枢,在一定范围内可随意控制呼吸运动,如随意进行屏气和改变呼吸形式。

二、呼吸的反射性调节

(一)化学感受性呼吸反射

动脉血或脑脊液中的 PCO_2、PO_2 和 H^+ 的浓度变化时,可刺激化学感受器,反射性引起呼吸运动发生改变,称为化学感受性呼吸反射。

1. 化学感受器　按所处部位不同,化学感受器分为外周化学感受器和中枢化学感受器。

(1) 外周化学感受器:主要有颈动脉体和主动脉体化学感受器,当动脉血中 PCO_2↑、PO_2↓(缺氧)和 H^+ 浓度升高时,可刺激外周化学感受器,产生兴奋,神经冲动分别经窦神经和主动脉神经上传,兴奋延髓呼吸中枢,反射性使呼吸运动加深加快。

(2) 中枢化学感受器:位于延髓腹外侧的浅表部位,局部细胞外液和脑脊液中 H^+ 浓度升高时能刺激中枢化学感受器,反射性兴奋延髓呼吸中枢,使呼吸运动加深加快。

2. CO_2、O_2 和 H^+ 对呼吸的调节

(1) CO_2 对呼吸运动的调节:CO_2 是调节呼吸运动最重要的生理性因素。当动脉血 PCO_2 过低时可出现呼吸停止,故一定浓度的 CO_2 是维持呼吸中枢兴奋性的必要条件。若吸入气中 CO_2 含量超过 7% 时,血液中 PCO_2 明显增加,导致呼吸中枢活动抑制,出现呼吸困难、头昏、头痛,甚至昏迷等。只有在一定范围内(吸入气中 CO_2 含量为 2%~4% 时),吸入气中 CO_2 含量增加可使呼吸运动加深加快。

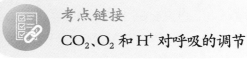
考点链接
CO_2、O_2 和 H^+ 对呼吸的调节

CO_2 通过两条途径兴奋呼吸:主要是通过刺激中枢化学感受器,其次是通过刺激外周化学感受器。研究发现,CO_2 是对中枢化学感受器的有效刺激并不是 CO_2 本身,而是 CO_2 通过血脑屏障进入脑脊液后,与 H_2O 生成 H_2CO_3,由 H_2CO_3 解离出的 H^+ 起作用。

（2）O_2 对呼吸运动的调节：动脉血中 PO_2 降低到 80mmHg 时才对呼吸有明显调节作用，呼吸运动加深加快，这是通过刺激外周化学感受器途径实现的。但 O_2 易透过血脑屏障，缺氧可直接抑制呼吸中枢，抑制作用与缺氧程度成正比。轻度缺氧时，通过外周化学感受器途径兴奋呼吸中枢的作用大于其对呼吸中枢的直接抑制作用，呼吸加深加快；严重缺氧时，通过外周化学感受器途径兴奋呼吸中枢的作用无法对抗其对呼吸中枢的直接抑制作用，出现呼吸减慢甚至停止。

缺氧对呼吸运动的调节作用对严重肺气肿、肺心病等的病人很重要，这些病人血中长期 CO_2 潴留，PCO_2 高，呼吸中枢对 CO_2 产生适应而变得不敏感，此时，主要通过缺氧刺激外周化学感受器反射性引起呼吸中枢兴奋，使呼吸运动加深加快，促进 CO_2 外排并改善缺氧状态。临床上这类病人应维持一定的缺氧状态，给予低流量氧气吸入，以防高流量氧气吸入对外周化学感受器的刺激减弱致呼吸减弱或停止。

（3）H^+ 对呼吸运动的调节：血液中的 H^+ 不易透过血 – 脑屏障，因此，动脉血 H^+ 浓度升高时，主要通过刺激外周化学感受器，使呼吸运动加深加快。

（二）肺牵张反射

肺扩张引起吸气抑制或肺萎陷引起促进吸气的反射称为肺牵张反射。

吸气时，肺扩张到一定程度，支气管和细支气管平滑肌内的肺牵张感受器兴奋，冲动经迷走神经传入延髓呼吸中枢，抑制吸气神经元，使吸气转为呼气。其意义是防止吸气过长过深，促进吸气转为呼气，与脑桥呼吸调整中枢共同调节呼吸频率和深度。在动物（尤其是兔）这一反射较明显，如果切断动物双侧迷走神经，将出现深而慢的呼吸。

呼气时，肺缩小，肺牵张感受器发放神经冲动减少，解除了对延髓吸气神经元的抑制作用，呼气转为吸气。平静呼吸时，肺牵张反射不参与呼吸运动的调节，只在肺炎、肺水肿、肺充血、肺不张等病理情况下，才参与调节呼吸，使呼吸变浅变快。

（三）防御性反射

呼吸道黏膜受刺激时，引起机体产生具有保护作用的呼吸反射。

1. 咳嗽反射　机械性或化学性因素刺激喉、气管和支气管黏膜时引起咳嗽的反射活动，咳嗽能将喉以下呼吸道内的分泌物或异物排出，具有清洁、维持呼吸道畅通和保护作用。咳嗽时肺内压和胸膜腔内压会升高，长期肺内压升高易致肺气肿，胸膜腔内压升高阻碍静脉回流，因此剧烈频繁咳嗽反而对机体不利。

2. 喷嚏反射　鼻黏膜受刺激时可引起喷嚏反射，以清除鼻腔中的异物。

 前沿知识

特殊环境下的呼吸

随着人类活动范围的扩大，潜水、登山、飞行甚至太空航行等活动会影响人类的生理活动。

在潜水的下潜过程中,海水深度每增加10m,压力就增加760mmHg。高压使O_2溶解量增大,致氧分压升高,过高的氧分压可引起急性氧中毒而致人死亡。相反,在返回水面的减压过程中,减压过快会使机体释放过多气体形成气体栓子,引起减压病。故潜水时应严格遵守章程。

登山时,海拔高度增加,大气压因空气稀薄下降,氧分压也降低。海拔3 000m以下时,肺通气增加可维持机体氧供;海拔达到5 500m以上时,血氧饱和度明显降低,出现严重的缺氧症状如抽搐等;海拔7 000m以上可昏迷甚至很快死亡。

我国已发射神舟系列载人航空航天飞船,开展并深入研究宇宙空间人体的生理活动改变是生命科学工作者的重大机遇和挑战。

本章小结

　　呼吸通过外呼吸、气体在血液中的运输和内呼吸三个环节来维持机体内环境中O_2和CO_2的稳态。肺通气的原动力是呼吸运动,借助胸膜腔负压的耦联,肺随胸廓活动,造成的肺内压与大气压间的压力差是直接动力。胸膜腔负压主要由肺回缩力形成。肺弹性阻力由肺泡表面张力和肺弹性回缩力构成,肺泡表面活性物质可降低肺泡表面张力;非弹性阻力主要指气道阻力。肺活量、用力呼气量、每分通气量和肺泡通气量可衡量肺通气功能。气体交换的动力是分压差,影响肺换气的因素主要是呼吸膜和通气/血流比值。血液运输O_2的化学结合形式是氧合血红蛋白,氧解离曲线反映血氧饱和度与氧分压的关系;CO_2主要以碳酸氢盐的形式被运输。呼吸基本中枢在延髓,调整中枢在脑桥,正常呼吸节律依赖两者共同作用,呼吸运动主要受化学感受性呼吸反射调节。

(杨黎辉)

目标测试

一、名词解释

1. 肺通气　　　　　2. 肺活量　　　　　3. 用力呼气量

4. 肺泡通气量　　　5. 通气/血流比值　　6. 血氧饱和度

二、问答题

1. 简述呼吸的概念、基本过程及生理意义。

2. 简述胸膜腔负压的形成和生理意义。

3. 简述肺泡表面活性物质的作用及生理意义。

4. 为什么深慢呼吸比浅快呼吸的呼吸效率高?

5. CO_2、缺氧和 H^+ 浓度是如何调节呼吸运动的？

三、选择题

1. 肺通气的原动力是（ ）

    A. 肺内压与大气压之差　　B. 呼吸运动　　C. 肺的弹性回缩力

    D. 胸膜腔负压　　E. 肺的扩大和缩小

2. 下列哪种情况时，胸式呼吸减弱，腹式呼吸增强（ ）

    A. 妊娠晚期　　B. 严重腹水　　C. 巨大腹部肿瘤

    D. 胸膜炎　　E. 腹膜炎

3. 形成胸膜腔负压的必要条件是（ ）

    A. 胸膜腔内少量气体　　B. 胸膜腔内少量液体　　C. 胸膜腔的密闭性

    D. 肺内压小于大气压　　E. 肺弹性回缩力

4. 下列哪种情况能使支气管平滑肌舒张，通气阻力减小（ ）

    A. 交感神经兴奋　　B. 缓激肽　　C. 组胺

    D. 副交感神经兴奋　　E. 5-羟色胺

5. 平静呼气末，存留在肺内的气体量为（ ）

    A. 肺活量　　B. 残气量　　C. 功能残气量

    D. 潮气量　　E. 补呼气量

6. 衡量肺通气功能较好的指标是（ ）

    A. 肺活量　　B. 用力呼气量　　C. 潮气量

    D. 残气量　　E. 补呼气量

7. 下列说法正确的是（ ）

    A. 肺换气的动力是气体的分压差

    B. 肺换气时，气体扩散量与呼吸膜的面积成反比

    C. 肺换气时，气体扩散量与呼吸膜的厚度成正比

    D. 肺气肿时，呼吸膜面积增大

    E. 通气血流比值 >0.84，肺换气效率增高

8. 下列有关气体在血液中运输的说法**错误**的是（ ）

    A. 运输 O_2 的载体主要是红细胞

    B. 运输 CO_2 的载体有红细胞和血浆

    C. 氧合血红蛋白中的铁是三价铁

    D. 物理溶解量少

    E. 化学结合量多

9. 血液运输 CO_2 的化学结合形式主要是（ ）

    A. 碳酸盐　　B. 氧合血红蛋白　　C. 氨基甲酰血红蛋白

    D. 碳酸氢盐　　E. HbCO

10. 下列有关呼吸中枢的说法**错误**的是（　　　）

A. 呼吸基本中枢在延髓

B. 呼吸调整中枢在脑桥

C. 正常呼吸节律依赖延髓和脑桥的共同作用

D. 呼吸最高级中枢在大脑

E. 大脑能随意控制呼吸运动

第六章 | 消化和吸收

06章 数字资源

人体在生命活动中，需要不断地补充营养物质和能量，这都通过消化和吸收来完成。人体需要的营养物质包括糖、脂肪、蛋白质、维生素、水和无机盐等。前三类物质分子量大、结构复杂，必须在消化管内分解为结构简单的小分子物质才能被机体吸收。食物在消化管内被加工、分解的过程，称为消化（digestion）。食物经消化后形成的小分子物质以及维生素、水和无机盐透过消化管黏膜，进入血液和淋巴的过程，称为吸收（absorption）。消化是吸收的前提，吸收是消化的根本目的，两者联系紧密。

食物的消化方式有两种，即机械性消化和化学性消化。机械性消化是指通过消化管的运动，将食物磨碎，与消化液充分混合、搅拌，并将其推送至消化管远端的过程。化学性消化是指通过消化液中消化酶的作用，将食物中的大分子物质分解为小分子物质的过程。通常两种消化方式同时进行，相互配合，共同协调，完成对食物的消化作用。

第一节 消化管各段的消化功能

案例

病人男，50岁，间断性上腹胀痛10余年，餐后半个小时明显，持续2~3h，可自行缓解，两周以来症状加重。今天突觉上腹胀痛、恶心，并呕吐。经检查诊断为胃溃疡。

请问：1. 消化管各段有何消化功能？
　　　2. 胃溃疡的发生与哪些因素有关？

一、口腔内消化

口腔是消化管的起始段，食物在口腔内被咀嚼磨碎，经舌的搅拌，使其与唾液充分混合，形成食团。唾液中的淀粉酶对食物中的淀粉进行初步的化学性消化。

（一）唾液的成分及其作用

唾液由唾液腺分泌，无色无味近于中性，pH 6.6~7.1。正常情况下，每日分泌量为1.0~1.5L，其中99%为水，其余为无机盐、黏蛋白、唾液淀粉酶、溶菌酶和免疫球蛋白等。唾液的主要作用有：①湿润口腔，利于吞咽。②溶解食物，引起味觉。③清洁和保护口腔。④唾液淀粉酶可将食物中淀粉分解为麦芽糖。

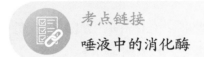

考点链接
唾液中的消化酶

（二）咀嚼与吞咽

咀嚼是由咀嚼肌群协调而有序收缩完成的复杂的动作，其作用是将大块食物切割、磨碎，并与唾液充分混合形成食团。吞咽是食团由口腔经咽和食管进入胃的过程，分三期：分别为口腔期、咽期和食管期。口腔期是在大脑皮质控制下的随意运动，受意识控制。咽期为急速而不随意的反射活动，食物容易在此期误入气道导致气道异物。而食管期是通过食管自上而下的蠕动，将食团送入胃内的过程。蠕动是消化管平滑肌顺序性舒缩形成的一种向前推进的波形运动，是消化管共有的运动形式。

二、胃 内 消 化

胃具有暂时储存食物和初步消化食物的功能。食物在胃内受到胃液的化学性消化和胃壁平滑肌的机械性消化，形成食糜，然后逐渐排入十二指肠。

（一）胃液的成分及其作用

胃液是无色酸性液体，pH 为 0.9~1.5，正常成人每日分泌量为 1.5~2.5L。胃液中除大量水分外，主要成分有盐酸、胃蛋白酶原、黏液和内因子等。

1. 盐酸　胃液中的盐酸也称胃酸，由胃腺壁细胞分泌。其主要生理作用：①激活胃蛋白酶原，使其转变为有活性的胃蛋白酶，并为胃蛋白酶提供适宜的酸性环境。②使食物中的蛋白质变性而易于消化。③杀灭随食物进入胃的细菌。④盐酸提供的酸性环境有利于小肠对钙和铁的吸收。⑤盐酸进入小肠还能促进胰液、胆汁和小肠液的分泌。

盐酸分泌不足时，细菌易在胃内生长，产生腹胀、腹泻等消化不良的症状。胃酸分泌过多，对胃和十二指肠有侵蚀作用，是消化性溃疡发病的病因之一。

2. 胃蛋白酶原　主要由胃腺主细胞合成,以无活性的酶原形式储存在细胞内。当其释放入胃后,在盐酸和已激活的胃蛋白酶的作用下转变为有活性的胃蛋白酶。在酸性环境

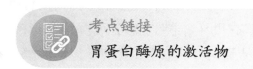

考点链接
胃蛋白酶原的激活物

下,胃蛋白酶可将食物中的蛋白质分解为、胨及少量多肽。胃蛋白酶最适 pH 为 2.0~3.5,当 pH 超过 5 时便失活。

3. 黏液　黏液由胃腺黏液细胞和胃黏膜上皮细胞共同分泌,主要成分为糖蛋白。其生理作用为:①正常情况下,黏液覆盖在胃黏膜表面,形成凝胶状的黏液层,具有润滑作用,减少粗糙食物对胃黏膜的机械性损伤。②黏液还可与胃黏膜表面上皮细胞分泌的 HCO_3^- 一起形成黏液 – 碳酸氢盐屏障(图 6-1)。黏稠的黏液可限制胃液中的 H^+ 向胃黏膜的扩散速度;HCO_3^- 可中和向胃黏膜扩散的 H^+,在胃黏液层形成 pH 梯度,从而能有效防止 H^+ 对胃黏膜的直接侵蚀以及胃蛋白酶对胃黏膜的消化作用,对胃黏膜起保护作用。

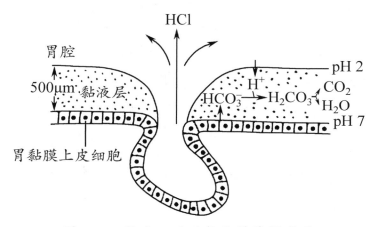

图 6-1　黏液 – 碳酸氢盐屏障模式图

除黏液 – 碳酸氢盐屏障外,胃黏膜上皮细胞顶端膜与相邻细胞间的紧密连接构成了胃黏膜屏障,可防止胃腔内 H^+ 向胃黏膜内扩散,对胃黏膜也起保护作用。许多因素如酒精、胆盐、阿司匹林类药物以及幽门螺杆菌感染等,均可破坏或削弱胃黏膜的屏障作用,造成胃黏膜的损伤,引起胃炎或溃疡。

4. 内因子　内因子是胃腺壁细胞分泌的一种糖蛋白,其作用是保护维生素 B_{12} 免受小肠内蛋白水解酶的破坏,促进维生素 B_{12} 的吸收。如果内因子分泌不足,将引起维生素 B_{12} 的吸收障碍,影响红细胞的成熟,可引起巨幼细胞贫血。

（二）胃的运动

1. 胃的运动形式

（1）容受性舒张:当咀嚼和吞咽时,口腔、咽、食管等处的感受器受到食物的刺激,反射性地引起胃底和胃体上部平滑肌舒张使胃容积增大,称为容受性舒张。生理意义是使胃容纳和储存大量食物,同时保持胃内压相对稳定。

（2）紧张性收缩：是指胃壁平滑肌持续处于微弱收缩状态的特性，称为紧张性收缩。它不但有助于维持胃的正常位置和形态，而且可使胃内压升高，促使胃液渗入食物，有利于化学性消化，并协助推动食糜移向十二指肠。当胃的紧张性收缩减弱，可出现临床上常见的胃下垂或胃扩张。

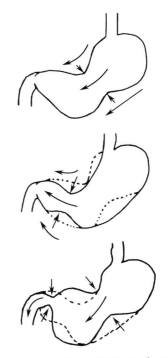

（3）蠕动：胃的蠕动是一种起始于胃体中部并向幽门方向推进的波形运动（图6-2）。蠕动出现在食物入胃后5min左右，其生理意义是磨碎和搅拌食物，促使食物与胃液充分混合形成食糜，并将食糜逐步排入十二指肠。一个蠕动波约需1min到达幽门，因此进食后胃的蠕动通常是一波未平，一波又起。每个蠕动波可将1~3ml的食糜排入十二指肠。

2. 胃的排空　食糜由胃排入十二指肠的过程称为胃的排空。一般进食后约5min胃排空即开始。食糜的性状和化学成分不同，胃排空的速度也不同。一般而言，稀的流体食物比稠的或固体食物排空快，颗粒小的食物比大块食物排空快，等渗溶液比非等渗溶液排空快。在三大营养物质中，糖类排空最快，蛋白质次之，脂肪最慢。混合性食物完全排空需4~6h。

图6-2　胃的蠕动示意图

胃排空主要取决于胃和十二指肠之间的压力差。胃排空的动力来源于胃的运动。进食后，胃的运动加强，胃内压升高，当胃内压大于十二指肠内压时，幽门括约肌舒张，使胃内少量食糜排入十二指肠。接着幽门关闭，排空

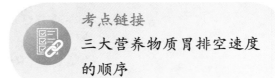

考点链接
三大营养物质胃排空速度的顺序

暂停。随着蠕动波一次又一次地到达，该过程反复进行，直到胃内容物排完为止。在十二指肠壁有酸、脂肪、渗透压感受器，接受食糜相应刺激后，可以通过神经和体液途径，抑制胃的排空，这是胃排空的反馈性调节。

3. 呕吐　呕吐是将胃内容物经口腔驱出体外的过程。机械性或化学性刺激作用于舌根、咽、胃肠、胆总管、腹膜、泌尿生殖器官等处的感受器，或视觉、内耳前庭器官受到刺激，均可引起呕吐。呕吐是一种反射，其中枢位于延髓，颅内压增高时可直接刺激呕吐中枢，引起喷射性呕吐。呕吐是一种保护性反射，通过呕吐可把胃肠内有害物质排出体外，故临床上借助催吐对食物中毒病人进行抢救。但频繁剧烈的呕吐，会影响进食和正常的消化活动，丢失大量的消化液，甚至导致机体水盐代谢紊乱和酸碱平衡失调。

三、小肠内消化

小肠内的消化是整个消化过程中最为重要的阶段。在小肠内，食糜受到胰液、胆汁和

小肠液的化学性消化以及小肠运动的机械性消化,消化过程基本完成并且营养物质在此吸收,剩余的食物残渣则进入大肠。

(一)胰液的成分及其作用

胰液是由胰腺的外分泌部分泌的无色、无味的碱性液体,pH 7.8~8.4,正常成人每日分泌量为 1.0~2.0L。胰液主要成分除水、碳酸氢盐外还包括胰腺腺泡细胞分泌的胰淀粉酶、胰

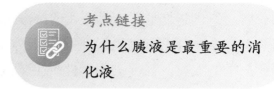

考点链接
为什么胰液是最重要的消化液

脂肪酶、胰蛋白酶原和糜蛋白酶原等多种消化酶。胰液分泌后,经胰管排入十二指肠。

1. 碳酸氢盐　主要由胰腺小导管细胞所分泌,主要作用是中和进入十二指肠的胃酸,保护肠黏膜免受强酸的侵蚀;同时为小肠内多种消化酶提供适宜的碱性环境。

2. 胰淀粉酶　胰淀粉酶能将淀粉分解为麦芽糖。

3. 胰脂肪酶　胰脂肪酶可将脂肪分解为甘油、甘油一酯和脂肪酸。

4. 胰蛋白酶原和糜蛋白酶原　胰蛋白酶原和糜蛋白酶原是以无活性的酶原形式存在于胰液中。胰蛋白酶原随胰液进入小肠后,被小肠液中的肠激酶激活为有活性的胰蛋白酶。胰蛋白酶一旦形成,便可以正反馈的形式进行自我激活,同时还可以激活糜蛋白酶原为糜蛋白酶。胰蛋白酶和糜蛋白酶都能分解蛋白质为和胨;两者协同作用时,可将蛋白质进一步分解为小分子的多肽和氨基酸。

正常情况下,胰液中的蛋白水解酶并不消化胰腺自身,这是因为它们以无活性的酶原形式被分泌。此外,胰腺细胞还可以分泌少量的胰蛋白酶抑制物,与胰蛋白酶和糜蛋白酶结合后使其失活,因而能阻止少量活化的胰蛋白酶对胰腺的自身消化。当胰腺受到损伤或导管阻塞时,大量的胰液汇集使胰管内压力升高导致胰小管和胰腺腺泡破裂,胰蛋白酶原渗入在胰腺间质而被组织液激活,对胰组织自身进行消化,引起急性胰腺炎。

胰液中含有水解三大营养物质的消化酶,消化能力最强、作用最全面,故胰液是最重要的消化液。若胰液分泌障碍,会影响食物中蛋白质和脂肪的消化和吸收,但糖类的消化和吸收不受影响。

(二)胆汁的成分及其作用

胆汁由肝细胞不断分泌,经肝管、胆总管排入十二指肠,或由肝管转入胆囊管储存于胆囊。在非消化期,肝胆汁大部分流入胆囊储存,在消化期,胆汁可直接由肝脏以及胆囊排入十二指肠。正常成人每日分泌量为 0.8~1.0L。

胆汁是浓稠且有苦味的有色液体。肝细胞直接分泌的胆汁为肝胆汁,呈金黄色,弱碱性,pH 约 7.4;胆囊中储存的胆汁为胆囊胆汁,其中的水和 HCO_3^- 被胆囊吸收而呈弱酸

考点链接
不含消化酶的消化液

性,pH 约 6.8,因浓缩其颜色呈深绿色。胆汁的成分除水和无机盐外主要有胆盐、胆色素、胆固醇和卵磷脂等。

胆汁中虽然不含消化酶,但其中的胆盐对脂肪的消化和吸收具有重要意义。胆汁的主要作用有:①乳化脂肪,促进脂肪分解。胆汁中的胆盐、胆固醇和卵磷脂可作为乳化剂,降低脂肪的表面张力,使脂肪乳化成脂肪微滴,以增加胰脂肪酶的作用面积,加速脂肪的分解。②促进脂肪的吸收。脂肪的分解产物可渗入由胆盐聚合形成的微胶粒中,形成水溶性复合物(混合微胶粒),将不溶于水的脂肪分解产物运载到小肠黏膜表面,促进脂肪消化产物的吸收。③促进脂溶性维生素的吸收。胆汁促进脂肪消化吸收的同时对脂溶性维生素 A、D、E、K 的吸收也有促进作用。

肝胆疾病病人,由于胆汁分泌或排放困难,可引起脂肪消化吸收不良及脂溶性维生素吸收障碍。

(三)小肠液的成分及其作用

小肠液是十二指肠腺和小肠腺共同分泌的混合液。十二指肠腺分布于十二指肠的黏膜下层中,主要分泌碱性黏稠液体。小肠腺分布于全部小肠黏膜层内,其分泌物的成分接近细胞外液,是小肠液的主要组成部分。

小肠液呈弱碱性,pH 约 7.6,渗透压与血浆渗透压相等。每日分泌量为 1.5~3.0L,是消化液中分泌量最多的一种。小肠液的主要成分为水、无机盐、黏蛋白和肠激酶等。其主要作用:①大量的小肠液可稀释消化产物,降低其渗透压,有利于吸收。②无机盐中 HCO_3^- 能中和进入十二指肠内的胃酸,保护十二指肠黏膜免受胃酸侵蚀。③肠激酶可激活胰液中的胰蛋白酶原,从而促进蛋白质的分解。此外,在小肠上皮细胞内还含有多种消化酶,如肽酶、脂肪酶和多种分解双糖的酶,可将多肽和麦芽糖等进一步分解为氨基酸和单糖(以葡萄糖为主)。

(四)小肠的运动

小肠的运动通过肠壁内、外两层平滑肌舒缩活动而实现。空腹时,小肠运动微弱,进食后逐渐增强,可对食糜进一步研磨、搅拌进行机械性消化。同时还可增强食糜与小肠黏膜的接触,促进食糜的消化和吸收并推送食糜向大肠方向移动。

1. 小肠的运动形式

(1)紧张性收缩:空腹时即存在,在进食后显著增强。小肠平滑肌的紧张性收缩,是其进行其他运动的基础,利于保持肠道一定的形状,并维持一定的肠腔内压,有助于肠内容物的混合与推进。

(2)分节运动:分节运动是一种以小肠壁环形肌收缩和舒张为主的节律性运动,是小肠特有的运动形式。分节运动在空腹时几乎没

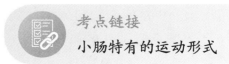

考点链接
小肠特有的运动形式

有,进食后才逐渐加强。食糜所在肠管上相隔一定间距的环形肌同时收缩,把食糜分割成许多节段;随后,原收缩部位开始舒张,舒张部位开始收缩,使每段食糜又分成两半,而相邻两半则合拢成新的节段,如此反复交替进行(图 6-3)。分节运动的推进作用很小,其生理意义是:①使食糜与消化液充分混合,有利于化学性消化。②使食糜与肠壁紧密接触,

有助于吸收。③挤压肠壁,促进血液和淋巴的回流,促进吸收。

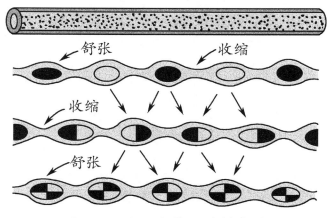

图 6-3　小肠分节运动模式图

（3）蠕动：小肠的任何部位都可发生蠕动,但其速度很慢,每个蠕动波只能将食糜推进数厘米后消失,但反复发生。其意义是将经过分节运动作用的食糜向前推进,到达下一个新肠段,再开始新的分节运动。此外,小肠还有一种行进速度快、传播距离较远的蠕动,称为蠕动冲。它可在几分钟内将食糜从小肠始段一直推送至回肠末端甚至到结肠。这种蠕动冲可能是由吞咽动作、食糜进入十二指肠或由于泻药的作用而引起的。此外,在十二指肠和回肠末端,还可见到一种方向相反的逆蠕动,它的存在可防止食糜过早进入大肠,以利于食物充分的消化与吸收。

肠蠕动时,肠内容物（包括水和气体）被推动而产生的声音,称为肠鸣音。肠鸣音的强弱可反映肠蠕动的状态。肠蠕动增强时,肠鸣音亢进；肠麻痹时肠鸣音减弱或消失。故它可作为临床腹部手术后肠运动功能恢复的一个客观指征。

2. 回盲括约肌的功能　回肠末端与盲肠交界处的环形肌明显增厚,称为回盲括约肌。平时保持轻度的收缩状态。当小肠的蠕动波到达回肠末端时,括约肌舒张,可有少量食糜排入大肠。故回盲括约肌的主要功能是防止回肠内容物过快进入大肠,为食物在小肠内的消化和吸收提供充足的时间。此外,回盲括约肌还具有活瓣样作用,可阻止大肠内容物逆流入回肠。

　前沿知识

消化性溃疡与幽门螺杆菌的发现

消化性溃疡是一种常见病和多发病,包括胃溃疡和十二指肠溃疡。消化性溃疡的发生是由于对胃、十二指肠黏膜有损害作用的侵蚀因素与黏膜自身防御－修复因素之间失去平衡的结果。幽门螺杆菌的感染,可以造成胃、十二指肠黏膜损害和溃疡形成。

幽门螺杆菌是革兰氏阴性菌,有 4~6 条鞭毛,运动活泼,通常在黏液层下面,黏膜上皮表面,在胃小凹内及腺腔内,呈不均匀的集团状分布,1979 年被澳大利亚病理科医生沃伦(Warren)首次发现。沃伦与消化科医生马歇尔(Marshall)合作,对 100 例胃肠病人进行研究并发现消化性溃疡由幽门螺杆菌感染引起的。为了进一步证实这种细菌就是导致消化性溃疡的罪魁祸首,马歇尔和另一名医生不惜喝下含有这种细菌的培养液,患上溃疡,后治愈。基于这些结果,马歇尔和沃伦提出幽门螺杆菌涉及胃炎及胃溃疡的病因学,并获得 2005 年度诺贝尔奖。

四、大肠的功能

食物经过消化和吸收后,剩余的残渣进入大肠。人类的大肠没有重要的消化作用,其主要功能是:①吸收水、无机盐和部分维生素。②对食物残渣进行加工,形成粪便并暂时储存,以及将粪便排出体外。

(一)大肠液及其作用

大肠液由大肠黏膜表面的柱状上皮细胞和杯状细胞分泌,其成分主要为碳酸氢盐和黏蛋白,pH 8.3~8.4。其中黏蛋白具有保护肠黏膜、润滑粪便的作用。

大肠内存在大量细菌,占粪便固体总量的 20%~30%,主要来自空气和食物。大肠内的温度和 pH 适宜细菌的生长,故细菌在此大量繁殖,因这些细菌正常情况下对人体无害,被称为"正常菌群"。它们能利用肠内某些简单物质合成维生素 B 复合物和维生素 K,继而被机体吸收利用。长期使用抗生素可破坏大肠内正常菌群,使 B 族维生素和维生素 K 合成减少,要注意适当补充。

(二)大肠的运动及排便

1. 大肠的运动形式

(1)袋状往返运动:空腹时最多见的一种结肠运动形式。通过环形肌不规则的收缩,使结肠袋中的内容物向前、后两个方向作短距离移动,仅对内容物揉搓,并不向前推进,有助于吸收水分。

(2)多袋推进运动:餐后或副交感神经兴奋时的运动形式。一段结肠的多个结肠袋同时收缩,可使其内容物向前推进。

(3)蠕动:大肠的蠕动是由一些稳定向前的收缩波组成,能将肠内容物向前推进。此外,大肠还有一种行进速度快且推进距离远的

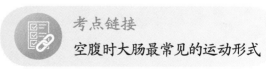
考点链接
空腹时大肠最常见的运动形式

蠕动,称为集团蠕动。常见于餐后或胃内充盈大量食物时。集团蠕动通常始于横结肠,能将大肠内容物推送到乙状结肠或直肠。

2. 排便　食物残渣进入大肠后,其部分水、无机盐和维生素等被大肠黏膜吸收,其他成分在大肠内细菌的作用下进行发酵或腐败,再加上脱落的肠上皮细胞,最终形成粪便。

排便是一个反射活动。平时粪便主要位于结肠下段,直肠内并无粪便。当结肠蠕动将粪便推入直肠后,刺激直肠壁内的感受器,冲动经神经传至脊髓腰、骶段的初级排便中枢,同时上传至大脑皮质产生便意。若条件允许,即可发生排便反射(图6-4)。此外,排便时腹肌和膈肌收缩,使腹内压增加,以促进粪便的排出。如果条件不允许,大脑皮质便抑制脊髓初级排便中枢的活动,使排便受到抑制。

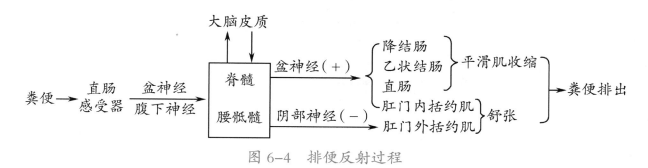

图6-4 排便反射过程

综上可知,排便反射受大脑皮质的意识控制。如果经常有意识抑制排便,会降低直肠壁内感受器对粪便刺激的敏感性,使粪便在大肠内停留时间过长,水分被过多吸收而变得干硬,引起排便困难,这是习惯性便秘的常见原因之一。昏迷或脊髓腰骶段以上横断的病人,其初级排便中枢失去大脑皮质的意识控制,可引起大便失禁。若初级排便中枢受损,则排便反射不能完成,可出现大便潴留。

第二节　吸　　收

一、吸收的部位

消化道不同部位的吸收能力和吸收速度相差很大,这主要取决于消化管各部位的组织结构、食物被消化的程度和食物停留的时间。口腔仅吸收硝酸甘油等少量药物;食物在食管内几乎不被吸收;胃只能吸收酒精、少量水分和某些药物(如阿司匹林);大肠主要吸收水分和无机盐。糖类、蛋白质、脂肪的消化

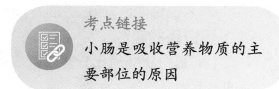

考点链接
小肠是吸收营养物质的主要部位的原因

产物大部分都是在小肠被吸收。故小肠是吸收的主要部位。这是因为:①小肠有巨大的吸收面积。成人的小肠长度为4~5m,其黏膜有许多环状皱襞(皱襞)和大量绒毛伸向肠腔,绒毛的柱状上皮细胞表面还有许多微绒毛。这三种结构使小肠黏膜的吸收面积增加600倍,可达200~250m²。②小肠绒毛内有丰富的毛细血管和毛细淋巴管。通过绒毛的伸缩和摆动,可促进血液和淋巴的回流,有利于吸收。③营养物质在小肠内已被消化分解为结

构简单的可吸收的小分子物质。④食物在小肠内停留 3~8h,有充足的吸收时间(图 6-5)。

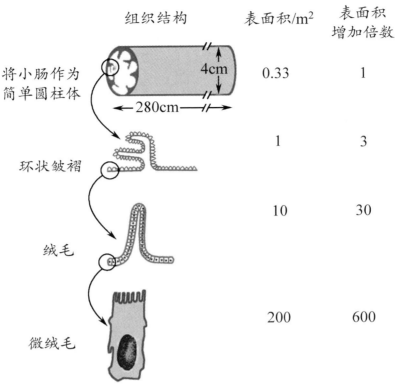

| 组织结构 | 表面积/m² | 表面积增加倍数 |

将小肠作为简单圆柱体　0.33　1

环状皱褶　1　3

绒毛　10　30

微绒毛　200　600

图 6-5　小肠黏膜环状皱褶、绒毛和微绒毛结构示意图

二、主要营养物质的吸收

(一)糖的吸收

食物中的糖类必须分解为单糖才能被小肠吸收。小肠内的单糖主要是葡萄糖,约占80%,另有少量半乳糖和果糖。它们依靠小肠黏膜上皮细胞的载体蛋白进行继发性主动转运,由 Na^+ 泵提供能量,通过毛细血管吸收入血。

(二)蛋白质的吸收

食物中的蛋白质经消化分解为氨基酸才能被吸收。其机制与葡萄糖吸收相似,氨基酸也是通过毛细血管进入血液。

(三)脂肪的吸收

脂肪(甘油三酯)的消化产物为甘油、脂肪酸和甘油一酯,与胆盐形成混合微胶粒,才能进入小肠黏膜上皮细胞内。进入上皮细胞后的脂肪水解产物的去路主要有两条:①中、短链脂肪酸和含中、短链脂肪酸的甘油一酯直接扩散出上皮细胞基底膜,通过毛细血管进入血液。②长链脂肪酸及甘油一酯在小肠黏膜上皮细胞内重新合成为甘油三酯,与细胞中的载脂蛋白结合形成乳糜微粒,再以出胞的方式进入组织间隙,然后通过毛细淋巴管进入淋巴。因人体摄入的动、植物油分解产物中含长链脂肪酸较多,故脂肪的吸收途径以淋巴为主(图6-6)。

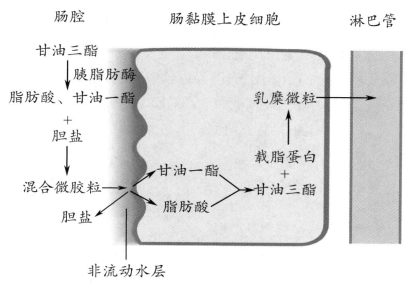

图 6-6　脂肪在小肠内消化和吸收的主要形式

(四)胆固醇的吸收

胆固醇来自食物和胆汁。其吸收机制与长链脂肪酸相同。胆固醇的吸收受多种因素影响,食物中的脂肪和脂肪酸可促进胆固醇的吸收,而各种植物固醇以及食物中不能被利用的维生素、果胶、琼脂等可妨碍胆固醇的吸收。

(五)水、无机盐和维生素的吸收

成人每日由胃肠道吸收的水为 8~9L。水的吸收是被动的,各种溶质,特别是 NaCl 主动吸收产生的渗透压梯度是吸收水的动力。

无机盐只有溶解状态才能被吸收,吸收方式多数为主动吸收。成人每日摄入和消化腺分泌的 Na^+ 95%~99% 被小肠黏膜吸收。Ca^{2+}、Fe^{2+} 在小肠上段被主动吸收。Ca^{2+} 只有游离状态时才能被吸收,维生素 D 可促进 Ca^{2+} 吸收。食物中的铁大部分是 Fe^{3+},不易被吸收,须还原为 Fe^{2+} 才能被吸收。维生素 C 能将 Fe^{3+} 还原为 Fe^{2+} 而促进铁的吸收。因此,贫血病人补铁常配合口服维生素 C 或稀盐酸。

水溶性维生素(如维生素 B_1、B_2、B_6、PP、C)主要以易化扩散的方式在小肠上段被吸收。维生素 B_{12} 必须先与内因子结合才能在回肠吸收。脂溶性维生素(如维生素 A、D、E、K)的吸收与脂类消化产物相同。

第三节　消化器官活动的调节

消化和吸收过程中,具有不同功能的各消化器官,彼此相互配合、协调一致地进行活动,以适应整个机体的需要,这依赖于神经和体液因素的共同调节。

一、神经调节

口腔、咽、食管上段及肛门外括约肌为骨骼肌,受躯体神经支配;其余大部分消化器官受交感神经和副交感神经双重支配(图6-7)。当交感神经兴奋时,节后神经末梢释放去甲肾上腺素对消化活动起抑制作用,表现为胃肠道运动减弱,消化腺分泌减少,括约肌收缩。副交感神经兴奋时,节后神经末梢释放乙酰胆碱对消化活动起兴奋作用,表现为胃肠道运动增强,消化腺分泌增加,括约肌舒张。

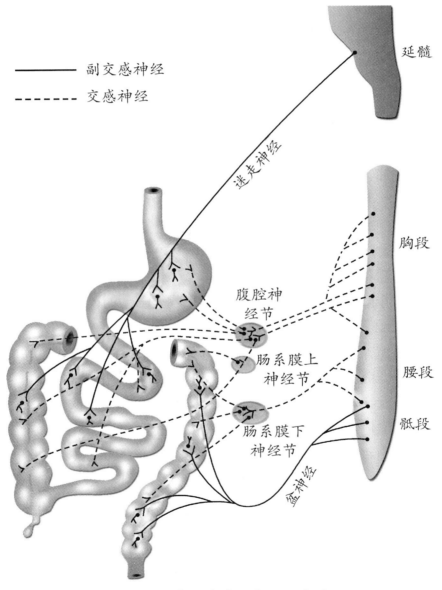

图 6-7　胃肠的神经支配示意图

此外,消化器官的活动还受分布在消化管壁的内在神经系统(肠神经系统)的影响。

内在神经系统丛包括黏膜下神经丛和肌间神经丛两类,是由无数神经元和大量的神经纤维组成的复杂的神经网络,广泛分布于消化管壁内,可独立完成消化腺分泌、消化管运动及血管舒张等局部反射,同时也受外来神经的调控。

二、体 液 调 节

1. 胃肠激素　在胃肠道黏膜内,散在分布着数十种内分泌细胞,且数量很多。这些细胞合成和分泌的有生物活性的化学物质,统称为胃肠激素。四种主要胃肠激素的作用见表6-1。

表6-1　四种主要胃肠激素的作用

激素名称	分泌部位	主要作用
促胃液素	胃窦、十二指肠黏膜	促进胃液分泌和胃肠的运动、促进胰液和胆汁的分泌
促胰液素	十二指肠、空肠黏膜	促进胰液中水和HCO_3^-的分泌,抑制胃的运动和胃液分泌
缩胆囊素	十二指肠、空肠黏膜	促进胆囊收缩及胆汁分泌,促进胰酶分泌
抑胃肽	十二指肠、空肠黏膜	抑制胃液分泌和胃的运动,促进胰岛素分泌

2. 组胺　通常存在于肥大细胞和嗜碱性粒细胞的颗粒内,是一种重要的化学递质,与壁细胞组胺受体(H_2受体)结合可促进盐酸的分泌。H_2受体拮抗剂(如西咪替丁等)可明显抑制胃酸分泌,是临床上治疗消化性溃疡的常用药物。

本章小结

食物在消化管内被加工分解的过程,称为消化。食物经消化后形成的小分子物质以及维生素、水和无机盐透过消化管黏膜,进入血液或淋巴的过程,称为吸收。食物的消化方式有两种,即机械性消化和化学性消化。口腔是消化的起始段,食物在口腔内被咀嚼磨碎,经舌的搅拌,使其与唾液充分混合,形成食团;唾液淀粉酶把食物中的淀粉初步分解为麦芽糖。胃具有暂时储存食物和消化食物的功能,食物在胃内通过机械性和化学性消化后,形成粥样食糜,食物中的蛋白质被胃蛋白酶初步分解后形成、胨及少量多肽。小肠内的消化是整个消化过程中最重要的部分,食物在小肠受到胰液、胆汁和小肠液的化学性消化以及小肠运动的机械性消化后,消化过程基本完成,并在此吸收;胰液中含有水解三大营养物质的消化酶,因而是最重要的消化液;胆汁中虽然没有消化酶,但其中的胆盐能帮助脂肪的消化与吸收;小肠液能降低小肠内容物的渗透压,有利于营养物质的吸收,其中的肠激酶可激活胰蛋白酶原;以小肠壁环形肌为主的分节运动是小肠特有的运动形式,有利于食物的消化和吸收。大肠没有重要的消化活动,其主要功能是吸收水分,暂时储存食物残渣,形成粪便并排出体外。食物的消化受神经和体液因素的调节,交感神经兴奋对消化活动起抑制作用,而副交感神经兴奋对消化活动起兴奋作用。

（卡吾赛·阿曼）

 目标测试

一、名词解释

1. 消化　　　　　2. 吸收　　　　　3. 蠕动

4. 分节运动　　　5. 胃排空

二、问答题

1. 胃酸的生理作用有哪些?

2. 为什么小肠是吸收营养物质的主要部位?

3. 简述四种胃肠激素的主要生理作用。

三、选择题

1. 下列哪一项**不是**唾液的生理作用（　　　　）

　　A. 湿润口腔　　　　　B. 清洁和保护口腔　　　C. 溶解食物

　　D. 部分消化蛋白质　　E. 部分消化淀粉

2. 混合性食物由胃完全排空通常需要（　　　　）

　　A. 1~1.5h　　　　　　B. 2~3h　　　　　　　　C. 4~6h

　　D. 7~8h　　　　　　　E. 12~24h

3. 三大营养物质胃排空速度的顺序是（　　　　）

　　A. 糖>蛋白质>脂肪　　　　　　B. 糖>脂肪>蛋白质

　　C. 脂肪>糖>蛋白质　　　　　　D. 脂肪>蛋白质>糖

　　E. 蛋白质>糖>脂肪

4. 消化力最强的消化液是（　　　　）

　　A. 唾液　　　　　　　B. 胃液　　　　　　　　C. 胆汁

　　D. 胰液　　　　　　　E. 小肠液

5. 激活胰液中胰蛋白酶原的是（　　　　）

　　A. 脂肪酸　　　　　　B. 胆盐　　　　　　　　C. 蛋白水解产物

　　D. 肠激酶　　　　　　E. 糜蛋白酶

6. 胆盐协助（　　　　）消化食物。

A. 胰蛋白酶   B. 糜蛋白酶   C. 胰脂肪酶

D. 胰淀粉酶   E. 肠激酶

7. **不含**消化酶的消化液（   ）

A. 唾液   B. 胃液   C. 胆汁

D. 胰液   E. 小肠液

8. 小肠特有的运动形式是（   ）

A. 蠕动   B. 分节运动   C. 紧张性收缩

D. 容受性舒张   E. 袋状往返运动

9. 大肠内细菌合成（   ）

A. 维生素 A   B. 维生素 C   C. 维生素 D

D. 维生素 E   E. 维生素 K

10. 与消化性溃疡形成相关的因素是（   ）

A. 胃酸和胃蛋白酶   B. 胰蛋白酶和糜蛋白酶

C. 唾液淀粉酶和溶菌酶   D. 胰淀粉酶和胰脂肪酶

E. 胰蛋白酶和肠激酶

第七章 | 能量代谢和体温

07章 数字资源

第一节 能量代谢

生命活动最基本的特征是新陈代谢。物质代谢和能量代谢是新陈代谢密不可分的两个方面。物质在合成与分解过程中都必然伴有能量的转化。通常把物质代谢过程中所伴随的能量的释放、转移、贮存和利用，统称为能量代谢（energy metabolism）。

一、能量的来源和去路

（一）能量的来源

生命活动所需要的能量主要来源于糖、脂肪和蛋白质三大营养物质。

糖是主要的供能物质，机体所需的能量 70% 以上由糖类物质氧化分解提供，其余能量由脂肪提供。蛋白质一般不作为供能物质，只有在长期饥饿或极度消耗等情况下，体内糖原和脂肪耗竭时，蛋白质才分解供能来维持必需的生理功能。

（二）能量的去路

能源物质在体内氧化分解释放的能量，约有 50% 以上转化为热能，用于维持体温，其余部分在细胞内以化学能的形式储存于三磷酸腺苷（adenosine triphosphate，ATP）的高能磷酸键中。ATP 是体内重要的储能和直接供能物质。ATP 分解时，高能磷酸键断裂，成为二磷酸腺苷（adenosine diphosphate，ADP），同时释放能量，供机体细胞完成各种生理活动,如肌肉收缩、神经传导、合成代谢、吸收、分泌等。当机体产能过剩时,ATP 将高能磷酸键转移给肌酸,生成磷酸肌酸(creatine phosphate,CP),将能量储存起来;反之,当组织细胞耗能增加时,CP 将储存的能量转移给 ADP,重新生成 ATP,以补充 ATP 的消耗(图 7-1)。

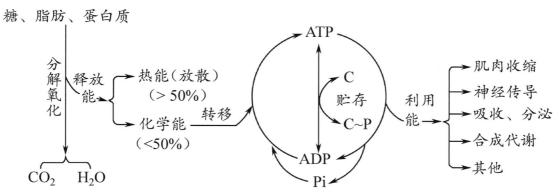

图 7-1　体内能量的释放、转移、储存和利用示意图
C:肌酸;Pi:无机磷酸;CP:磷酸肌酸。

二、能量代谢的测定

根据能量守恒定律,在机体不对外做功的情况下,体内食物氧化所释放的能量最终都将转化成热能,并散发于体外。因此,测定安静状态下机体单位时间内所散发的热量,即可推算出机体的能量代谢情况。机体在单位时间内的产热量称为能量代谢率。通常以单位时间内每平方米体表面积的产热量为单位,用 $kJ/(m^2 \cdot h)$ 表示。

三、影响能量代谢的因素

在各种因素的影响下,机体的能量代谢经常发生变化。影响能量代谢的因素主要有以下四个方面:

1. 肌肉活动　肌肉活动对能量代谢的影响最为显著,任何轻微的肌肉活动都会使能量代谢率明显提高。肌肉活动的强度越大,耗氧量越多,产热量越多。劳动或运动时的能量代谢率见表 7-1。

2. 环境温度　机体安静时的能量代谢率在 20~30℃的环境中最稳定。环境温度过低或过高时,机体能量代谢率均会增加。低温寒冷,使机体发生寒战和肌紧张增强,使代谢率提高;高温环境下,体内生化反应速度加快,呼吸、循环功能增强,代谢率亦增加。

3. 精神活动　人在平静思考时,对能量代谢的影响不大;但在情绪激动、恐惧、焦虑、愤怒等精神紧张的状态下,能量代谢率可显著增加。精神紧张时,一方面骨骼肌张力增高导致产热增加;另一方面交感神经兴奋使肾上腺髓质激素及甲状腺激素等分泌增多,细胞代谢增强,机体产热量增加。

表7-1 机体不同状态下的能量代谢率

机体的状态	平均产热量 /(kJ·m^{-2}·min^{-1})
静卧	2.73
开会	3.40
擦窗	8.30
洗衣	9.89
扫地	11.36
打排球	17.50
打篮球	24.22
踢足球	24.96

4. 食物的特殊动力效应　进食后一段时间内,一般从进食后 1h 左右开始,延续7~8h,即使机体处于安静状态,其产热量也比进食前有所增加。这种由进食引起机体额外产生热量的现象,称为食物的特殊动力效应。不同食物产生的特殊动力效应不同:进食蛋白质、糖和脂肪后,额外增加的热量分别为30%、6% 和 4%,混合性食物约为10%。这种额外增加的热量可用于维持体温,因此在寒冷季节可以多食蛋白质类食物,以利于御寒。

四、基 础 代 谢

(一)基础代谢和基础代谢率

基础代谢是指人体在基础状态下的能量代谢。人体在基础状态下的能量代谢率,称基础代谢率(basal metabolism rate,BMR)。基础状态是指人处于如下状态:①清晨、清醒、静卧;②精神安宁;③室温保持在 20~25℃;④空腹(进食后 12~14h);⑤体温正常。此时排除了各种影响能量代谢的因素,人体各种生理活动和代谢水平较低,其能量消耗仅限于维持心跳、呼吸等最基本的生命活动。

(二)基础代谢率的正常值及其临床意义

正常人基础代谢率随着性别、年龄的不同而有所差异(表7-2)。在相同的条件下,男性的基础代谢率高于女性;性别相同的人群,儿童高于成人,年龄越大,基础代谢率越低。

表7-2 我国正常人基础代谢率平均值 /(kJ·m^{-2}·h^{-1})

年龄 / 岁	11~15	16~17	18~19	20~30	31~40	41~50	51 以上
男性	195.5	193.4	166.2	157.8	158.6	154.0	149.0
女性	172.4	181.7	154.0	146.5	146.9	142.3	138.5

在临床工作中,基础代谢率通常用相对值来表示,即实测值高于或低于正常平均值的百分数。其公式为:

$$基础代谢率相对值 = \frac{实测值 - 正常平均值}{正常平均值} \times 100\%$$

基础代谢率的实测值同正常平均值相比较,如果相差在 ±15% 之间,均属于正常;相差值超过 ±20% 时,可能是病理状态。很多疾病都伴有基础代谢率的改变,尤其是甲状腺功能异常的疾病。甲状腺功能亢进时,基础代谢率可比正常值高 25%~80%;甲状腺功能低下时,基础代谢率可低于正常值的 20%~40%。其他疾病,如肾上腺皮质和垂体功能低下时,基础代谢率也可降低;发热时基础代谢率会升高,一般体温每升高 1℃,基础代谢率约升高 13%。

第二节 体 温

 案例

病人女,7 岁,发热、头痛 3d,体温最高 39℃,家长自行给予对乙酰氨基酚口服,体温降至正常。但随后体温又升至 37.8~38.2℃,伴头痛、乏力,无寒战、畏寒,无腹痛、腹泻等症状。查体:体温 38.2℃,呼吸 22 次/min,脉搏 88 次/min,咽充血,心肺腹无异常。血常规:白细胞计数 7.11×10^9/L,中性粒细胞比例 44.14%,淋巴细胞比例 44.44%。诊断:流行性感冒。处理:对症支持治疗,物理降温,多饮水,补充维生素 C,口服清热解毒中成药。

请问:1. 引起该患儿发热的原因是什么?

2. 常用的物理降温方法有哪些?

人和高等动物的体温是相对稳定的,这是机体新陈代谢和生命活动正常进行的必要条件。

一、正常体温及其生理变动

(一)正常体温

人体各部位的温度并不完全相同。皮肤的温度又称体表温度,它易随环境温度及衣着情况的变化而改变;心脏、脑、肺和腹腔器官的温度又称为深部温度,它们之间的温度差异较小,比较稳定(图 7-2)。因此,生理学上所说的体温(body temperature)指机体深部的平均温度。

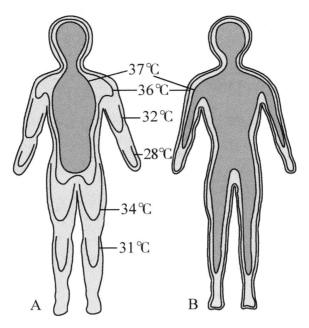

图 7-2　在不同环境温度下人体体温分布图
A. 环境温度 20℃; B. 环境温度 35℃。

临床上通常用腋窝、口腔、直肠的温度来代表体温,其正常值见表 7-3。腋温测量法操作方便,是临床上最常用的体温测量法。由于腋窝内的皮肤温度较低,测量时至少需要 10min,并且应保持腋窝干燥。

表 7-3　人体体温正常值

测量部位	正常范围	正常平均值
腋窝	36.0~37.4℃	36.5℃
口腔	36.7~37.7℃	37.0℃
直肠	36.9~37.9℃	37.5℃

(二) 体温的生理波动

在生理情况下,人的体温可随下列因素而有所波动:

1. 昼夜变化　体温随昼夜呈周期性波动,清晨 2~6 时体温最低,午后 1~6 时最高,但昼夜温差不超过 1℃。体温的这种周期性昼夜变化称为昼夜节律或日节律。

2. 性别　成年女性的体温平均比男性高 0.3℃,而且随月经周期发生周期性变化。月经期和排卵前期体温偏低,排卵日最低,排卵后逐渐升高,并超过排卵前期,直到下次月经来潮。这种变化规律与体内孕激素水平的周期性变化有关。因此,连续测定基础体温,可以判定受试者有无排卵和排卵日期(图 7-3)。

3. 年龄　不同年龄的人,能量代谢率不同,体温也不同。一般来说,儿童体温高于成人,而老年人又略低于成人。新生儿特别是早产儿,由于体温调节中枢尚未发育成熟,调节体温能力差,其体温易受环境温度的影响发生较大的波动。因此,老年人和新生儿要特别注意保暖。

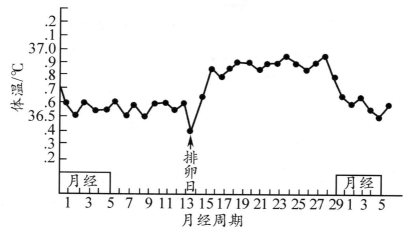

图 7-3　成年女性基础体温的变动曲线

4. 肌肉活动和精神因素　肌肉活动、精神紧张、情绪激动等情况都会使机体的代谢增强,产热量增加,导致体温升高。因此,测量体温应在安静状态下进行。

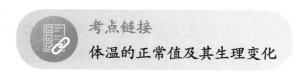

考点链接
体温的正常值及其生理变化

二、机体的产热与散热

机体体温的相对稳定,是在体温调节中枢的控制下,产热与散热两个生理过程保持动态平衡的结果。

(一) 机体的产热

机体的热量来自体内供能物质的分解代谢。各组织器官的功能状态和代谢水平不同,其产热量也各不相同。

机体主要的产热器官是内脏和骨骼肌。安静时以内脏为主,约占全身产热量的 56%,其中肝是体内代谢最旺盛的器官,产热量最多。劳动或运动时,骨骼肌是最主要的产热器官。此外,人体在寒冷环境中骨骼肌可发生寒战,以增加产热量维持体温恒定;寒冷刺激还可使机体的甲状腺激素、肾上腺素等分泌增多,代谢增强,产热量增多。

(二) 机体的散热

机体的热量除小部分随呼出气体、尿、粪等散发外,大部分是通过皮肤散发的。因此,皮肤是主要的散热器官,其散热方式有以下几种:

1. 辐射散热　是机体以热射线(红外线)的形式将热量传给周围较冷物体的散热方式。其散热量的多少取决于皮肤与周围环境的温度差以及有效辐射面积。机体与环境温差越大或有效辐射面积越大,散热量越多。人体在 21℃环境中,在裸体状态下,辐射散热约占机体总散热量的 60%。如果环境温度高于皮肤温度时，机体不仅不能辐射散热，而且会吸收周围物体的辐射热。

2. 传导散热　指机体将热量直接传给同皮肤接触的较冷物体的散热方式。散热量的多少，取决于皮肤与接触物体之间的温度差、接触面积以及接触物体的导热性能。衣物是热的不良导体，故穿衣能起到隔热保暖的作用。脂肪的导热性能较差，故肥胖者由深部向体表的传导散热较少。水的导热性能好，因此临床上可用冰帽、冰袋给高热的病人降温。

3. 对流散热　是通过气体的流动来交换热量的散热方式，它是传导散热的一种特殊形式。皮肤将热量传递给与之接触的空气，空气流动将热量带走，从而实现机体热量的散发。其散热量取决于皮肤与周围环境的温度差、有效散热面积以及空气流动速度（风速）。气温越低，有效散热面积越大，风速越大，散热量越多。夏季可以通过吹风扇，加快空气流动，增加散热达到降温的目的。

4. 蒸发散热　是指机体通过体表水分的蒸发来散发热量的散热方式。由于蒸发是吸热的过程，体表每蒸发 1g 水，可从体表吸收 2.43kJ 的热量，所以蒸发是一种很有效的散热

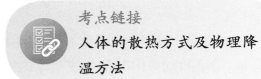

考点链接
人体的散热方式及物理降温方法

方式。在环境温度接近或高于体表温度时，蒸发散热是机体唯一的散热途径。临床上对一些高热病人采用酒精擦浴，就是通过蒸发散热达到降温的目的。

蒸发散热分两种形式：不感蒸发和可感蒸发。

（1）不感蒸发：又称不显汗，指机体的水分透过皮肤和黏膜，在未形成水滴前就蒸发的现象。这种蒸发不易被察觉，与汗腺的活动无关，在低温环境下仍然存在。人体每日不感蒸发的水分可达到 1L，其中，经皮肤蒸发 0.6~0.8L，经呼吸道黏膜蒸发 0.2~0.4L。

（2）可感蒸发：又称发汗，是汗腺分泌汗液的活动。汗液在体表聚集成汗滴，可以被机体感觉到，故称可感蒸发。汗腺的分泌量和发汗速度与多种因素有关，如劳动强度、环境温度和湿度、风速及机体对高温的适应程度等。人在安静状态下，环境温度达 30℃ 时便开始发汗。环境湿度大时，汗液不易蒸发，体热不易散失，会反射性引起大量发汗。风速大时，汗液蒸发快，散热加快。因此，人在高温、高湿、通风差的环境中容易发生中暑。

发汗分为温热性发汗和精神性发汗。温热性发汗，由温热刺激引起，发生在全身各处，其生理意义在于蒸发散热，调节体温。精神性发汗主要见于掌心、足底和腋窝等部位，发生在精神紧张时，与体温调节无关。这两种发汗经常同时出现，不能截然分开。

汗液是一种低渗液，其中水分占 99% 以上，溶质以 NaCl 为主，还有少量的 KCl 和尿素等。当机体大量出汗而造成脱水时，常表现为高渗性脱水，但如果大量出汗后只补充水分而不及时补充 NaCl，则又可导致低渗性脱水。所以，大量出汗时，在补充水分的同时还应注意补充 NaCl，以防止电解质平衡紊乱。

三、体温调节

当环境温度发生变化时，人和其他恒温动物的体温仍能保持相对稳定，这是由于机体具有一套完善的体温调节机制。体温调节包括自主性体温调节和行为性体温调节两种。

（一）自主性体温调节

自主性体温调节是在下丘脑体温调节中枢的控制下，通过增减皮肤血流量、发汗、寒战等生理反应，调节机体的产热和散热活动，使体温保持相对稳定的调节方式，是体温调节的基础。

1. 温度感受器　可分为外周温度感受器和中枢温度感受器两大类。

外周温度感受器是指分布于皮肤、黏膜、内脏和肌肉等部位，对温度变化敏感的游离神经末梢，分为冷感受器和热感受器。当局部温度升高时，热感受器兴奋，反之冷感受器兴奋，神经冲动传入中枢后，产生温度感觉，并引起体温调节反应。

中枢温度感受器指中枢神经系统内对温度变化敏感的神经元，分布于下丘脑、脑干网状结构和脊髓等部位，分热敏神经元和冷敏神经元，可感受局部组织温度的变化，从而引起体温调节反应。

2. 体温调节中枢　指具有调节体温功能的中枢结构。体温调节的基本中枢在下丘脑。

下丘脑的视前区 – 下丘脑前部（PO/AH）的温度敏感神经元，可感受中枢温度的变化，还能对其他温度感受器传入的信息作整合处理，对散热和产热两个过程进行调节，从而维持体温的恒定。因此，PO/AH 是基本的体温调节中枢。

3. 体温调定点学说　该学说认为，体温的调节类似于恒温器的调节。PO/AH 的温度敏感神经元对温度的感受有一定的阈值，即机体控制体温稳定的平衡点，称体温调定点。

一般认为体温调定点是 37℃。当体温为 37℃时，机体的产热与散热处于平衡状态。当体温超过 37℃时，PO/AH 的热敏神经元活动增强，产热活动减弱，散热活动增强，使体温回降到 37℃。反之，当体温低于 37℃时，冷敏神经元兴奋，产热活动增强，散热活动减弱，使体温回升到 37℃。这样，机体的体温始终稳定在调定点水平，以保证机体生命活动和新陈代谢的正常进行。

机体的发热主要是由于致热原使热敏神经元的兴奋性降低，对温度感受的阈值升高，使调定点上移所致。例如，细菌感染时，在致热原的作用下，调定点上移到 39℃，而实际体温还在 37℃，则冷敏神经元兴奋，引起恶寒、寒战等产热反应，机体产热增加、散热减少，直到体温升高到 39℃。只要致热原不消除，机体的产热和散热就会在新的调定点（如 39℃）维持动态平衡，使机体持续处于发热状态。某些解热药（如阿司匹林）可使调定点降到正常水平而具有退热作用。

（二）行为性体温调节

行为性体温调节是人体有意识地通过一定行为来调节产热和散热活动以保持体温的相对恒定，是自主性体温调节的补充，如根据环境温度增减衣着、使用电风扇或暖气、人工改变气候条件等。

本章小结

人体生命活动所需的能量主要来自糖和脂肪，体内直接供能的物质是ATP。能量代谢易受肌肉活动、环境温度、食物及精神因素的影响，因此通常以基础代谢率代表机体的能量代谢水平。

体温指人体深部的平均温度，常用测量体温的部位有腋窝、口腔和直肠。生理情况下，体温可随昼夜、性别、年龄、运动及精神活动等因素而变化。安静时主要的产热器官是内脏，以肝脏的产热量最大；运动时，主要的产热器官是骨骼肌。皮肤是人体的主要散热器官，可通过辐射、传导、对流和蒸发的方式散热。体温调节的基本中枢在下丘脑，通过体温调节中枢的调控，使机体的散热和产热始终保持动态平衡，从而维持体温的恒定。

（闫　勇）

 目标测试

一、名词解释

1. 能量代谢
2. 基础代谢率
3. 体温
4. 食物的特殊动力效应

二、问答题

1. 何谓能量代谢？影响能量代谢的因素有哪些？
2. 影响体温变动的生理因素有哪些？

三、选择题

1. 体内直接供能的物质是（　　　）

   A. 葡萄糖　　　　　　B. 蛋白质　　　　　　C. 脂肪酸

   D. 二磷酸腺苷　　　　E. 三磷酸腺苷

2. 对能量代谢影响最显著的因素是（　　　）

   A. 环境温度　　　　　B. 精神因素　　　　　C. 肌肉活动

   D. 进食　　　　　　　E. 年龄差异

3. 食物特殊动力作用效应最大的食物是（　　　）

   A. 糖　　　　　　　　B. 脂肪　　　　　　　C. 蛋白质

   D. 维生素　　　　　　E. 混合食物

4. 关于体温生理变动的叙述,**错误**的是( )
   A. 女性基础体温低于男性
   B. 老年人体温略低
   C. 女性体温随月经周期而变动
   D. 运动时体温升高
   E. 体温呈昼夜周期性波动

5. 成年女性的基础体温随月经周期发生变化,与之有关的激素是( )
   A. 胰岛素　　　　　B. 孕激素　　　　　C. 雌激素
   D. 甲状腺素　　　　E. 促性腺激素

6. 安静时产热最多的器官是( )
   A. 脑　　　　　　　B. 皮肤　　　　　　C. 肝脏
   D. 骨骼肌　　　　　E. 心

7. 常温下,安静时人体主要的散热方式是( )
   A. 辐射　　　　　　B. 传导　　　　　　C. 对流
   D. 蒸发　　　　　　E. 不感蒸发

8. 安静状态下,环境温度升高到30℃左右时,机体的主要散热方式是( )
   A. 辐射散热　　　　B. 对流散热　　　　C. 发汗
   D. 传导散热　　　　E. 不感蒸发

9. 当环境温度高于皮肤温度时,机体散热通过( )
   A. 传导　　　　　　B. 对流　　　　　　C. 辐射散热
   D. 可感蒸发　　　　E. 精神性发汗

10. 用冰袋、冰帽使高热病人降温属于( )
    A. 传导散热　　　　B. 辐射散热　　　　C. 对流散热
    D. 皮肤蒸发散热　　E. 呼吸道蒸发散热

11. 酒精擦浴降温属于( )
    A. 传导散热　　　　B. 辐射散热　　　　C. 对流散热
    D. 皮肤蒸发散热　　E. 呼吸道蒸发散热

12. 体温调节的基本中枢位于( )
    A. 脊髓　　　　　　B. 延髓　　　　　　C. 脑桥
    D. 中脑　　　　　　E. 下丘脑

第八章 | 尿的生成和排出

08章 数字资源

学习目标

1. 掌握：肾小球的滤过作用及其影响因素；尿生成的自身调节和体液调节机制；渗透性利尿及水利尿的概念。
2. 熟悉：肾小管对 $NaCl$、H_2O、HCO_3^-、葡萄糖和氨基酸等重要物质的重吸收功能；肾小管和集合管分泌 H^+、NH_3 和 K^+ 的功能；排尿反射的过程及排尿异常。
3. 了解：神经调节；尿量及尿的理化性质。

　　肾脏是人体最重要的排泄器官，通过生成尿液的形式，能够排出机体产生的代谢终产物（如尿素、尿酸、肌酐、胆色素等），以及体内过剩物质（如葡萄糖）和异物（如药物），从而维持机体内环境的稳定。肾脏还可通过尿的生成和排出调节水、电解质和酸碱平衡。肾脏还具有内分泌功能，能分泌肾素参与血压的调节和尿生成的调节，能分泌促红细胞生成素调节红细胞的生成。此外，肾脏还参与维生素 D_3 的激活进而调节钙磷代谢。本章重点阐述尿的生成和排出。

第一节　尿生成过程

案例

　　病人男，8 岁，因尿液呈洗肉水样、晨起眼睑水肿就诊，门诊拟急性肾小球肾炎收住入院。检查：下肢轻度凹陷性水肿，血压 148/80mmHg；中度蛋白尿、尿沉渣检查见红细胞管型；血清补体 C3 及总补体下降。

　　请问：1. 患儿出现血尿、蛋白尿的机制是什么？

　　　　　2. 患儿会出现少尿吗？机制是什么？

肾单位是肾脏的基本结构和功能单位,正常人体每侧肾脏约有 100 万个肾单位。肾单位与集合管共同构成泌尿小管(图 8-1),以完成尿的生成过程。

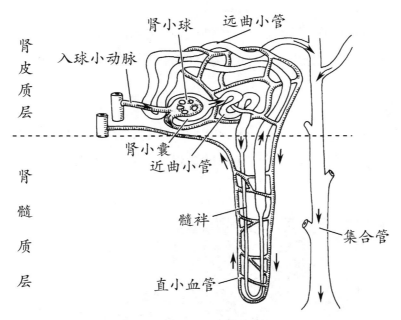

图 8-1　泌尿小管示意图

肾单位由肾小体和肾小管构成,肾单位不包括集合管,但集合管与远曲小管相连,参与尿的生成过程,在尿液的浓缩和稀释过程中发挥重要作用。肾单位根据其位置和结构不同,分为皮质肾单位和近髓肾单位。皮质肾单位占肾单位总数的 85%~90%,其入球小动脉管径约是出球小动脉的 2 倍,主要在尿的生成过程中发挥作用;近髓肾单位约占 10%~15%,与皮质肾单位相比,其髓袢较长,主要在尿的浓缩与稀释过程中发挥重要作用。

球旁复合体由球旁细胞、球外系膜细胞和致密斑组成,主要分布于皮质肾单位。球旁细胞是入球小动脉和出球小动脉管壁中一些特殊分化的平滑肌细胞,能合成和分泌肾素。致密斑位于远曲小管起始部,由特殊分化的高柱状上皮细胞组成,能感受小管液中 NaCl 含量的变化,并将信息传递给球旁细胞,从而影响肾素的分泌。球旁复合体在调节肾血流量、肾小球毛细血管血压以及远曲小管液体成分等方面具有重要作用。

肾的血流量较大,安静时占心排出量的 20%~25%,约为 1 200ml/min。此外,入肾的动脉反复分支后形成两套毛细血管网,包括肾小球毛细血管网和肾小管周围毛细血管网。肾的血液循环特点和结构特点对尿的生成具有重要意义。

尿生成的基本过程包括:肾小球的滤过、肾小管和集合管的重吸收、肾小管和集合管的分泌。

一、肾小球的滤过功能

肾小球滤过是指血液流经肾小球毛细血管时,血浆中除蛋白质外的其他成分经滤过膜渗入肾小囊腔的过程。滤出的液体称为超滤液,又称原尿。滤过的结构基础是滤过膜,滤过的动力是有效滤过压。实验研究表明,原尿中除蛋白质含量明显低于血浆外,其余成分和浓度与血浆相当。

每分钟两肾生成的原尿量称为肾小球滤过率(glomerular filtration rate,GFR),是衡量肾脏功能的重要指标。正常成人安静时肾小球滤过率约为125ml/min,每天滤出的原尿量高达180L。

(一)滤过膜

滤过膜是肾小球毛细血管与肾小囊之间的结构,包括毛细血管内皮、基膜和裂孔膜三层结构组成(图8-2)。滤过膜具有一定的通透性,血浆中的物质能否被滤过主要取决于物质的分子大小及所带电荷。

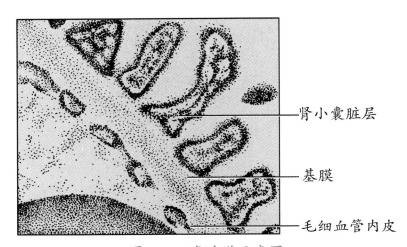

肾小囊脏层

基膜

毛细血管内皮

图8-2 滤过膜示意图

1. 毛细血管内皮 肾小球毛细血管内皮细胞上有许多窗孔,直径为70~90nm,小分子物质可自由通过,但血细胞及大分子蛋白质等不能通过。

2. 基膜 基膜由基质和带负电荷的糖蛋白构成,膜上有多角形网孔,直径为2~8nm,是滤过膜的主要屏障,可阻碍蛋白质的滤过。

3. 肾小囊脏层 肾小囊脏层上皮细胞具有足突(次级突起)结构,足突相互交错形成裂孔,裂孔上覆盖有裂孔膜,膜上有直径为4~11nm的小孔,可阻碍蛋白质的滤过。

滤过膜的三层结构形成了肾小球滤过的机械屏障,可阻碍血细胞、蛋白质等物质的滤过。此外,滤过膜的三层结构均含有带负电荷的糖蛋白,从而形成滤过的电荷屏障,可阻止

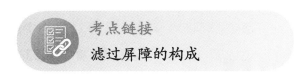

考点链接
滤过屏障的构成

带负电荷物质如蛋白质的滤过。一般而言,有效半径小于2.0nm的中性物质如葡萄糖等可自由滤过,有效半径大于4.2nm的物质不能滤过;有效半径介于两者之间的物质,滤过量随半径的减小而增多。血浆中的白蛋白有效半径约为3.6nm很难通过滤过膜,原因是其带负电荷。

（二）有效滤过压

肾小球滤过的动力是有效滤过压(图 8-3)，与组织液的生成与回流相似，有效滤过压由动力和阻力两部分构成。

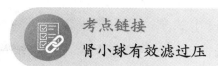考点链接
肾小球有效滤过压

1. 滤过的动力　肾小球毛细血管血压是肾小球滤过的动力。实验研究表明，入球小动脉与出球小动脉毛细血管血压几乎相等，约为 45mmHg。

2. 滤过的阻力　血浆胶体渗透压和肾小囊内压是肾小球滤过的阻力。血浆胶体渗透压在入球端约为 25mmHg，血液从入球小动脉流向出球小动脉的过程中，由于血浆中的水和小分子物质不断滤出，血浆胶体渗透压逐渐升高，至出球端约为 35mmHg。肾小囊内压是原尿对囊壁的压力，通常相对稳定，约为 10mmHg。

肾小球有效滤过压 = 肾小球毛细血管血压 −（血浆胶体渗透压 + 肾小囊内压）

在入球端，有效滤过压 = 45−（25+10）= 10mmHg

在出球端，有效滤过压 = 45−（35+10）= 0mmHg

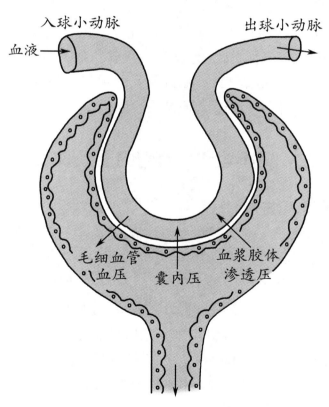

图 8-3　肾小球有效滤过压示意图

由于血浆胶体渗透压自入球端到出球端在不断升高，滤过的阻力在不断增大，因此肾小球有效滤过压在不断减小，当有效滤过压等于零时（称为滤过平衡），肾小球不再滤过产生原尿。

（三）影响肾小球滤过的因素

影响肾小球滤过的主要因素包括滤过膜的面积和通透性、肾小球有效滤过压以及肾血浆流量。

1. 滤过膜的面积和通透性　正常成人两肾滤过总面积达 1.5m²，当疾病（如急性肾小球肾炎）导致滤过膜的面积减少时，肾小球滤过率将下降，进而出现少尿甚至无尿。某些疾病（如急、慢性肾小球肾炎等）还会破坏滤过膜的机械屏障和电荷屏障，导致蛋白质、血细胞等物质滤出，出现蛋白尿、血尿等表现。

2. 有效滤过压　正常情况下，肾小球有效滤过压较稳定。肾小球有效滤过压的三个因素中任何一项发生改变，都将影响到肾小球

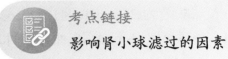

考点链接
影响肾小球滤过的因素

滤过率。如休克时，因动脉血压急剧下降，肾小球毛细血管血压下降，肾小球有效滤过压和滤过率下降，从而出现少尿甚至无尿。如大量输注生理盐水后，使血浆胶体渗透压降低，有效滤过压升高，肾小球滤过率增大，尿量增多。当输尿管结石或肿瘤压迫时，使输尿管阻塞、肾小囊内压升高，导致肾小球有效滤过压和滤过率下降，出现少尿甚至无尿。

3. 肾血浆流量　肾血浆流量是尿生成的前提，肾血浆流量是改变肾小球滤过最主要的因素，与肾小球滤过率成正比。如大量输注生理盐水后，也可使血容量增加，肾血浆流量增大，肾小球滤过率增大，尿量增多。在剧烈运动时因交感神经兴奋引起入球小动脉收缩，导致肾血浆流量减少，肾小球滤过率降低，尿量减少。

二、肾小管和集合管的重吸收功能

（一）重吸收的概念和方式

肾小球滤出的超滤液进入肾小管称为小管液，肾脏最终产生的终尿与原尿相比存在较大差异，是因为小管液流经肾小管和集合管的过程中发生的重吸收和分泌作用。小管液中的成分被肾小管和集合管上皮细胞转运回血液的过程称为重吸收。

小管液中各种物质的重吸收是有选择性的，有的物质如葡萄糖和氨基酸可全部重吸收，有的物质如 Na^+、Ca^{2+} 等被不同程度重吸收，有的物质如肌酐等则不被重吸收。重吸收的主要部位在近端小管，重吸收的方式与细胞膜物质转运方式基本相同，包括主动转运（原发性和继发性）和被动转运（单纯扩散和易化扩散等）。

（二）几种重要物质的重吸收

1. NaCl 和水的重吸收　实验研究表明，肾小球滤过的 NaCl 和水约 99% 被重吸收，尿中排出的量不到滤过量的 1%。各段肾小管和集合管对物质的重吸收率和机制有所不同：近端小管是重吸收的主要部位，占滤过总量的 65%~70%；髓袢重吸收 NaCl 约为 20%，重吸收水约为 15%；远端小管和集合管重吸收 NaCl 和水均约为 12%。

在近端小管，Na^+ 主要通过基侧膜上的钠泵作用主动重吸收，Cl^- 随之被动重吸收；

近端小管对水的重吸收是通过渗透压作用被动重吸收（图 8-4）。在远曲小管和集合管，NaCl 和水的重吸收是根据机体水、电解质平衡情况，受抗利尿激素和醛固酮的调节，称为调节性重吸收。

2. HCO_3^- 的重吸收　正常生理情况下，原尿中的 HCO_3^- 几乎全部被肾小管和集合管重吸收，其中近端小管重吸收量约占 80%（图 8-5）。小管液中的 HCO_3^- 与 H^+ 结合形成 H_2CO_3，再分解生成 CO_2 和水。CO_2 为脂溶性物质，可经单纯扩散的方式进入肾小管上皮细胞。在细胞内，由碳酸酐酶催化 CO_2 和水重新合成 H_2CO_3，H_2CO_3 再解离生成 H^+ 和 HCO_3^-。因此，HCO_3^- 是以 CO_2 的形式被重吸收。HCO_3^- 的重吸收对机体酸碱平衡的调节具有重要意义。

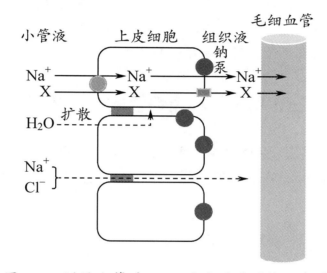

图 8-4　近端小管对 NaCl 和水的重吸收示意图

X 代表葡萄糖、氨基酸、Cl^- 等。

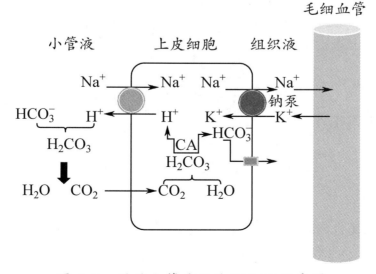

图 8-5　近端小管重吸收 HCO_3^- 示意图

3. K⁺ 的重吸收　小管液中的 K⁺65%~70% 在近端小管被重吸收,25%~30% 在髓袢被重吸收,其余 K⁺ 在远端小管和集合管被重吸收。K⁺ 的重吸收是逆浓度梯度主动转运的过程。

4. 葡萄糖和氨基酸的重吸收　实验研究表明,葡萄糖和氨基酸在近端小管几乎全部被重吸收,因此正常生理情况下终尿中几乎不含葡萄糖和氨基酸。小管液中葡萄糖和氨基酸的重吸收是以继发性主动转运的方式进行的,葡萄糖或氨基酸与 Na⁺ 同时转运入小管上皮细胞后,Na⁺ 经钠泵转移至组织液,葡萄糖或氨基酸则经易化扩散至组织液后再吸收入血。

近端小管对葡萄糖的重吸收是有一定限度的,当血糖浓度达 180mg/dl 时,葡萄糖即不能被近端小管全部重吸收而随终尿排出。尿中开始出现葡萄糖时的血糖浓度称为肾糖阈(renal threshold for glucose)。

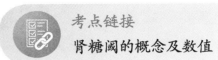

考点链接
肾糖阈的概念及数值

三、肾小管和集合管的分泌功能

肾小管和集合管上皮细胞将自身代谢产物或血浆中的某些物质转运至小管液的过程,称为肾小管和集合管的分泌。肾小管和集合管分泌的物质主要包括 H⁺、NH₃ 和 K⁺(图 8-6)。

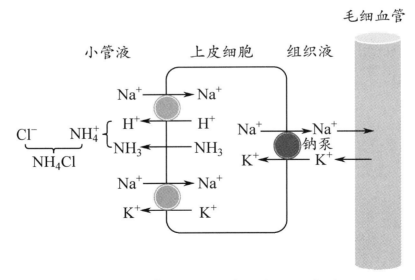

图 8-6　H⁺、NH₃ 和 K⁺ 的分泌示意图

(一) H⁺ 的分泌

肾小管各段和集合管均能分泌 H⁺,但以近端小管为主。H⁺ 的分泌是以 H⁺-Na⁺ 交换的方式进行的,即细胞内的 H⁺ 与小管液中的 Na⁺ 与细胞膜上的转运体结合,H⁺ 被转运至小管液,小管液中的 Na⁺ 转运至上皮细胞。肾小管和集合管通过 H⁺ 的分泌,可重吸

收 $NaHCO_3$,因此肾脏具有排酸保碱的功能。

（二）NH_3 的分泌

NH_3 由肾小管上皮细胞内氨基酸脱氨基生成,主要在远端小管和集合管分泌。NH_3 是脂溶性物质,可经单纯扩散进入小管液。NH_3 和 H^+ 的分泌是相互促进的,NH_3 能与小管液中的 H^+ 结合形成 NH_4^+ 随尿排出,可促进 H^+ 的分泌,对机体调节酸碱平衡有重要意义。

（三）K^+ 的分泌

终尿中的 K^+ 主要由远端小管和集合管分泌,K^+ 的分泌与 Na^+ 的重吸收密切相关。肾小管上皮细胞基底面细胞膜上的钠泵将细胞内的 Na^+ 泵出的同时,将细胞外液中的 K^+ 泵入细胞,K^+ 再经 K^+ 通道顺电化学梯度进入小管液。这种 K^+ 的分泌与 Na^+ 的重吸收相互关联的现象,称为 K^+-Na^+ 交换。

在 H^+ 和 K^+ 分泌过程中,由于两者都需要与 Na^+ 进行交换,故 H^+-Na^+ 交换和 K^+-Na^+ 交换存在竞争抑制关系。酸中毒时,由于上皮细胞内 H^+ 增多,H^+-Na^+ 交换增强,K^+-Na^+ 交换则受到抑制,此时 K^+ 的分泌减少,从而导致血钾浓度升高。与此相反,当发生高钾血症时,由于 K^+-Na^+ 交换增强导致 H^+ 的分泌减少,将引起 H^+ 浓度升高而导致酸中毒。

此外,进入体内的青霉素、酚红等物质主要在近端小管由上皮细胞分泌入小管液。体内的代谢产物肌酐可经肾小球滤过,也可由近端小管直接分泌入小管液中。

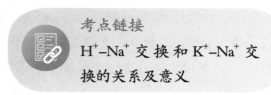

考点链接

H^+-Na^+ 交换和 K^+-Na^+ 交换的关系及意义

第二节　尿生成的调节

案例

病人男,48 岁,1 个月来因感消瘦、烦渴、多尿就诊,随机血糖测定为 12.8mmol/L（正常范围为 3.89~6.11mmol/L）,门诊拟糖尿病收住入院。入院以来,病人精神状况尚可,食欲亢进、常感乏力。

请问:1. 糖尿病典型的"三多一少"症状是什么？

2. 导致糖尿病病人多尿的主要原因是什么？

肾脏可根据机体的需要对尿进行浓缩和稀释,以调节机体的水盐平衡。在机体缺水状态下,尿液可被浓缩,尿量也将减少,终尿的渗透压高于血浆渗透压,称为高渗尿。相反,若体内水过多时,尿液将被稀释,终尿的渗透压低于血浆渗透压,称为低渗尿。正常人尿量和尿的渗透压可受多种因素影响而发生较大变化,终尿的渗透压可在 50~1 200mOsm/(kg·H₂O)范围内变动。在尿的生成过程中,除肾血流量主要通过自身调节外,其余均受神经和体液因素的调节。

一、自身调节

(一)肾血流量的调节

实验研究表明,当动脉血压在 80~160mmHg 范围内变动时,肾毛细血管血压和肾血流量可通过自身调节保持相对稳定。这种现象在去除肾脏神经或离体肾脏中仍然存在,属于自身调节。自身调节机制主要通过入球小动脉平滑肌的舒缩活动来实现,当动脉血压升

考点链接
自身调节的内容及范围

高时,肾入球小动脉收缩,管径缩小,阻力增大,肾血流量不会随动脉血压升高而大幅增大,能保持相对稳定;相反,当动脉血压下降时,肾入球小动脉舒张,管径增大,阻力减小,肾血流量也能保持相对稳定。

(二)小管液溶质浓度对尿生成的影响

小管液溶质浓度直接影响到渗透压的大小,小管液渗透压是肾小管和集合管重吸收水的阻力,小管液渗透压越大,水的重吸收越少,尿量将增多。不同原因导致的小管液溶质浓

考点链接
渗透性利尿的概念及临床联系

度增加,渗透压升高,从而使肾小管和集合管对水的重吸收减少,尿量增多的现象,称为渗透性利尿(osmotic diuresis)。如糖尿病病人由于血糖浓度升高,一旦超过肾糖阈值,滤过的葡萄糖将不能被近端小管全部重吸收,从而使小管液中葡萄糖浓度升高,水的重吸收减少而尿量增多。临床根据渗透性利尿的原理,给予病人可经肾小球滤过而不被肾小管和集合管重吸收的物质(如甘露醇、山梨醇等),以提高小管液溶质浓度,从而达到利尿消肿、降低颅内压的目的。

(三)球-管平衡

实验研究表明,近端小管对溶质和水的重吸收率与肾小球滤过率之间存在一定的平衡关系,当肾小球滤过率增大时,近端小

考点链接
球-管平衡的概念

管重吸收率也增大,反之则减少,即遵循"多滤多吸、少滤少吸"的平衡关系。近端小管对 Na⁺ 和水的重吸收率总是占肾小球滤过率的 65%~70%,这一现象称为球-管平衡(glomerulotubular balance)。球-管平衡的机制主要与肾小管周围毛细血管内血浆胶体渗透压的变化有关。其生理意义在于使尿钠和尿量保持相对稳定,不会因肾小球滤过的改变而发生剧烈变化。

二、神 经 调 节

肾血管主要受交感神经的支配。交感神经兴奋时,节后纤维末梢释放去甲肾上腺素,与肾血管平滑肌 α 受体结合引起血管收缩,使肾血流量减少,肾小球滤过率降低。此外,肾交感神经兴奋还可促进球旁器分泌肾素以及增加肾小管对 NaCl 和水的重吸收。

三、体 液 调 节

(一)抗利尿激素

抗利尿激素(ADH)主要由下丘脑视上核和室旁核神经元合成和分泌,在神经垂体储存和释放。ADH 可作用于远端小管和集合管,使上皮细胞对水的通透性提高,促进水的重吸收,尿量减少。调节 ADH 释放的因素包括血浆晶渗透压的改变和循环血量的改变等,可通过神经反射活动来调控 ADH 的释放。

机体存在渗透压感受器,主要感受血浆晶体渗透压的变化,其具体位置尚不清楚,目前研究表明主要集中在下丘脑视上核及其附近。在大量出汗、严重呕吐或腹泻等情况下,因水丢失过多导致血浆晶体渗透压升高,可刺激

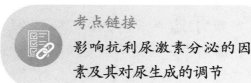

考点链接
影响抗利尿激素分泌的因素及其对尿生成的调节

渗透压感受器,使 ADH 分泌增多,集合管对水的重吸收增多,尿量减少。相反,当大量饮清水后,由于血浆晶体渗透压降低,使 ADH 分泌减少,集合管对水的重吸收减少,尿量增多。这种因大量饮清水后引起尿量增多的现象,称为水利尿(water diuresis)。

在左心房和胸腔大静脉等处存在容量感受器,当急性大失血等导致循环血量减少时,感受器受到的刺激减弱,通过神经反射活动使 ADH 释放增多。反之,当大量静脉补液导致循环血量增多,对容量感受器的刺激增强,可反射性地引起 ADH 释放减少。

(二)肾素 – 血管紧张素 – 醛固酮系统

肾素是由肾球旁细胞分泌的一种蛋白酶,可水解肝脏合成和释放的血管紧张素原,形成血管紧张素 I 。血管紧张素 I 经血浆和组织中的血管紧张素转换酶(ACE)作用形成血管

考点链接
肾素 – 血管紧张素 – 醛固酮系统对尿生成的调节作用

紧张素 II ,血管紧张素 II 可进一步通过酶的催化作用形成血管紧张素 III 。血管紧张素 II 和 III 均可引起血管收缩和促进醛固酮的分泌,血管紧张素 II 还可引起 ADH 的释放,进而影响尿的生成(图 8-7)。

醛固酮是由肾上腺皮质球状带分泌的激素,主要作用是促进远端小管和集合管对 Na^+ 和水的重吸收、促进 K^+ 的排泄。

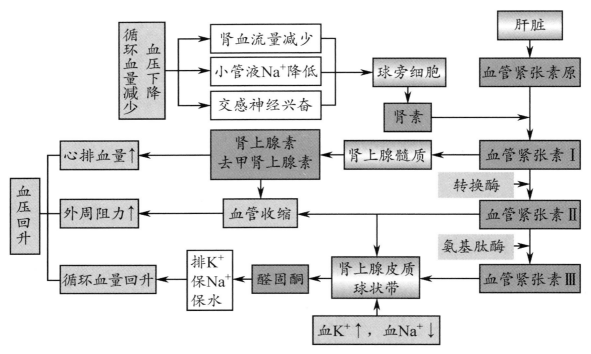

图 8-7　肾素 – 血管紧张素 – 醛固酮系统作用示意图

肾素的分泌受多种因素的调节,肾上腺素和去甲肾上腺素等激素可引起球旁细胞分泌和释放肾素。当交感神经兴奋时,通过末梢释放去甲肾上腺素可引起肾素的释放。当循环血量减少、动脉血压下降时,对肾入球小动脉牵张感受器的刺激减弱,肾素释放增多。当小管液中 Na⁺ 含量降低时,可刺激致密斑感受器,进而引起球旁细胞肾素释放增多。

(三) 心房钠尿肽

心房钠尿肽(ANP)是由心房肌细胞合成和释放的一种激素,主要作用是使肾入球小动脉平滑肌舒张引起肾小球滤过率增大,同时抑制集合管对 NaCl 和水的重吸收,从而促进 NaCl 和水的排出。此外,ANP 还可抑制肾素、醛固酮和 ADH 的合成和释放。

第三节　尿液及其排放

一、尿　液

(一) 尿量

正常成人尿量为 1.0~2.0L/d,平均约 1.5L/d,尿量是肾脏功能检测的重要指标之一。尿量受机体功能状态、饮食和疾病影响而发生变化。尿量超过 2 500ml/d 称为多尿,尿量在

考点链接

正常成人尿量;少尿和无尿的定义

100~500ml/d 称为少尿,尿量小于 100ml/d 称为无尿。正常人体每天约有 35g 固体物质

至少需要溶解于 500ml 水中才能随尿排出。持续多尿可因水分的丢失而导致机体脱水，少尿或无尿则可导致代谢终产物在体内堆积。

（二）尿的理化性质

1. 成分　尿液中的水占 95%~97%，固体物质占 3%~5%。固体物质包括有机物和无机物两大类，有机物主要为蛋白质的代谢产物，如尿素、尿酸和肌酐等；无机物主要包括 Na^+、K^+、Cl^-、Ca^{2+} 等无机离子以及磷酸盐和草酸盐等。此外，尿液中还含有微量的蛋白质、糖及酮体等物质，由于含量甚微，一般检测方法难以检出，可忽略不计。

2. 颜色　正常尿液呈透明的淡黄色液体，尿液颜色主要来自胆色素。尿液颜色可受饮食、药物和疾病的影响而发生改变。如服用维生素 B_2 后尿液可呈深黄色；急性肾小球肾炎等疾病，由于红细胞随尿排出而出现肉眼血尿，呈"洗肉水样"改变；溶血导致大量血红蛋白自尿中排出，出现血红蛋白尿，呈暗红或酱油色。

3. 酸碱度　正常尿液一般为弱酸性，pH 为 5.0~7.0。尿液的酸碱度可受饮食和疾病的影响而发生变化。

4. 比重　尿比重一般为 1.012~1.025，受饮食和机体功能状态的影响。如机体缺水时尿比重可升高，而大量饮水后尿比重则降低。

二、排　　尿

（一）排尿反射

肾脏产生的尿液经输尿管进入膀胱。当膀胱内尿量达到一定程度时，膀胱内压明显升高，刺激膀胱壁上的牵张感受器后可通过排尿反射完成排尿。

排尿反射的初级中枢在脊髓骶段，通过脊髓反射活动即可完成排尿过程，但正常情况下初级中枢的活动受高位中枢的控制，可有意识地抑制或加强排尿反射。当膀胱内尿液达到 400~500ml 时，膀胱壁牵张感受器兴奋，冲动经盆神经传入脊髓骶段排尿中枢，同时冲动到达高位中枢产生尿意。排尿时，脊髓骶段排尿中枢发出冲动经盆神经传出，引起膀胱逼尿肌收缩、尿道内括约肌松弛，尿液进入后尿道并刺激后尿道壁上的感受器，冲动可经阴部神经再到达初级排尿中枢，进一步加强排尿反射活动，膀胱逼尿肌收缩更强，尿道外括约肌舒张，尿液在膀胱内压的作用下经尿道排出体外。因此排尿反射是一种正反馈过程，使排尿反射不断加强直至排尿结束。此外，腹肌和膈肌的收缩可增加腹压促进排尿过程。若环境不允许排尿，高位中枢将抑制初级中枢的活动（图 8-8）。

（二）排尿异常

排尿反射的任何一个环节发生障碍，都将导致排尿异常。临床常见的排尿异常包括尿频、尿潴留和尿失禁等。

1. 尿频　尿意频繁、排尿次数增多称为尿频。导致尿频的原因包括生理性和病理性因素。生理性因素如饮水过多、精神紧张及寒冷环境等。病理性因素如尿路感染、尿路结石等。

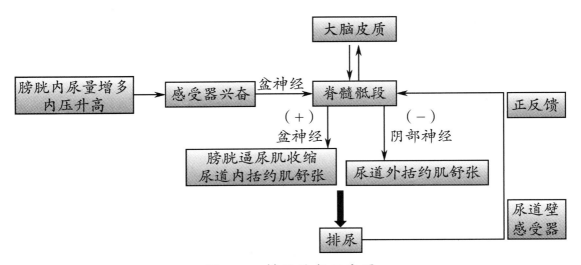

图 8-8　排尿反射示意图

2. 尿潴留　膀胱内滞留大量尿液而不能通过排尿反射排出称为尿潴留。盆神经或脊髓骶段受损、肿瘤压迫尿道等可导致尿潴留。

3. 尿失禁　不受意识控制的排尿,称为尿失禁。若高位中枢受损,脊髓骶段初级中枢失去了高位中枢的抑制作用,可出现尿失禁。

本章小结

肾脏是人体最重要的排泄器官,肾脏的基本结构和功能单位是肾单位。

尿的生成过程包括肾小球的滤过作用、肾小管和集合管的重吸收和分泌。影响肾小球滤过的因素包括滤过膜的面积及通透性、肾小球有效滤过压及肾血浆流量。原尿和终尿的成分和含量有较大差异,是因为肾小管和集合管具有重吸收和分泌功能。肾小管各段和集合管对物质重吸收的比例及机制各有不同,重吸收的主要部位在近端小管,具有选择性和有限性。肾小管和集合管分泌的物质主要包括 H^+、NH_3 和 K^+。

尿生成的调节包括自身调节、神经调节和体液调节。自身调节包括肾血流量的调节、小管液溶质浓度对物质重吸收的影响以及近端小管存在的球 – 管平衡机制。神经调节主要通过交感神经对肾血流量的调控。体液调节包括抗利尿激素(ADH)、肾素 – 血管紧张素 – 醛固酮系统和心房钠尿肽等激素的调节作用。

尿量是反映肾功能的重要指标之一,对尿的理化性质(成分、颜色、酸碱度和比重等)的检测具有重要的临床意义。尿的排放通过排尿反射完成,反射弧的异常将导致排尿异常。

(周建文)

一、名词解释

1. 渗透性利尿　　　　　　　　2. 肾小球有效滤过压

3. 肾小球滤过率　　　　　　　4. 球-管平衡

二、问答题

1. 简述尿液生成的基本过程。

2. 大量饮清水后尿量如何变化? 简述其机制。

3. 简述糖尿病病人多尿的原因。

4. 大量出汗后尿量如何变化? 简述其机制。

三、选择题

1. 人体最重要的排泄器官是(　　　　)

　　A. 肝脏　　　　　　　　B. 肾脏　　　　　　　　C. 肺

　　D. 皮肤　　　　　　　　E. 大肠

2. 关于血浆和原尿主要成分的差异,**错误**的叙述是(　　　　)

　　A. 水分基本相同　　　　B. 蛋白质含量基本相同

　　C. 葡萄糖含量基本相同　D. 钠离子含量基本相同

　　E. 氯离子含量基本相同

3. 关于滤过膜,**错误**的叙述是(　　　　)

　　A. 肾小球毛细血管内皮细胞参与构成

　　B. 肾小囊脏层上皮细胞参与构成

　　C. 血细胞可自由通过

　　D. 蛋白质等大分子物质不能通过

　　E. 存在机械屏障和电荷屏障

4. 影响肾小球滤过的因素,正确的是(　　　　)

　　A. 滤过膜面积减少,肾小球滤过率增大

　　B. 肾小球毛细血管血压降低,肾小球滤过率增大

　　C. 血浆胶体渗透压降低,肾小球滤过率增大

　　D. 发生输尿管结石导致输尿管梗阻后,肾小球滤过率增大

　　E. 发生失血性休克时,肾小球滤过率增大

5. 肾小管各段和集合管均能发挥重吸收作用,但重吸收量最大的部位在(　　　　)

　　A. 近端小管　　　　　　B. 远端小管　　　　　　C. 集合管

　　D. 髓袢细段　　　　　　E. 髓袢粗段

6. 几乎全部在近端小管重吸收的物质是（　　）
    A. 葡萄糖　　　　　　B. 钠离子　　　　　　C. 钾离子
    D. 氯离子　　　　　　E. 水

7. 当动脉血压在（　　）范围内变动时,肾血流量总能保持相对稳定
    A. 50~100mmHg　　　B. 100~120mmHg　　　C. 60~100mmHg
    D. 80~180mmHg　　　E. 120~250mmHg

8. 临床利用20%甘露醇利尿的机制是（　　）
    A. 促进ADH分泌　　　B. 抑制ADH分泌　　　C. 渗透性利尿
    D. 提高肾小球滤过率　　E. 促进肾素分泌

9. 影响ADH释放的最主要因素是（　　）
    A. 动脉血压　　　　　B. 血浆晶体渗透压　　C. 血浆胶体渗透压
    D. 循环血量　　　　　E. 膀胱内压

10. 下列哪种情况可发生尿潴留（　　）
    A. 大量饮清水　　　　B. 脊髓骶段受损　　　C. 高位中枢受损
    D. 精神紧张　　　　　E. 膀胱炎症

第九章 | 感觉器官的功能

09章 数字资源

感觉是客观事物在大脑的主观反映。体内外环境中的各种刺激作用于机体的感觉器官，通过神经冲动，沿一定的神经传导通路传到大脑皮质的特定感觉区，即可产生相应的感觉。

第一节 概　述

案例

病人男，50岁，平素视力正常，近半年来发现读书、看报时视物不清，但视远物清晰。张先生到医院进行了相关检查，医生诊断为老视。

请问：1. 发生老视的原因是什么？需要如何矫正？

2. 有人说近视眼的人不会发生老视，这种说法对吗？为什么？

一、感受器和感觉器官的概念

感受器（receptor）是指能感受机体内外环境刺激，并产生感觉神经冲动的结构，即感觉神经末梢，如游离神经末梢、触觉小体、肌梭等。

人体的感受器根据分布部位不同,可分为外感受器和内感受器。外感受器分布于皮肤、黏膜等处,感受外环境的变化,如听觉、视觉、触觉、味觉等感受器;内感受器存在于体内器官组织中,感受内环境的各种变化,如颈动脉窦压力感受器、肺牵张感受器等。根据感受器所接受的刺激性质不同,可分为机械感受器、化学感受器、温度感受器、光感受器等。

感觉器官(sense organ)由感受器及其附属器构成,如眼(视觉)、耳(听觉和平衡觉)等。

二、感受器的生理特性

感受器种类多样,功能各异,但都具有以下基本特性:

(一)适宜刺激

一种感受器通常只对某种形式的刺激最敏感,这种刺激就是该感受器的适宜刺激(adequate stimulus)。如视网膜感光细胞的适宜刺激是可见光;听觉感受器的适宜刺激是频率为 20~20 000Hz 的声波。

(二)换能作用

感受器能将各种形式的刺激能量,如机械能、光能、热能和化学能等,转换为生物电能(动作电位),以神经冲动的形式传入中枢,这种特性称为感受器的换能作用(transducer function)。因此,感受器相当于生物换能器。

(三)编码功能

感受器在感受刺激的过程中,不仅发生了能量形式的转换,而且把刺激所包含的信息也转移到动作电位的序列中,起到了传递信息的作用,这就是感受器的编码(coding)功能。感觉中枢对这些动作电位序列进行综合分析,可以获得环境变化的信息及大脑的主观感受。

(四)适应现象

当某一恒定强度的刺激持续作用于同一感受器时,传入神经冲动的发放频率会逐渐降低,使感觉减弱甚至消失,这种现象称为感受器的适应(adaptation)。"入芝兰之室久而不闻其香",就是生活中常见的嗅觉适应。各种感受器适应的快慢有很大差别,如触觉、嗅觉感受器适应很快,有利于机体不断接受新的刺激;而颈动脉窦压力感受器、痛觉感受器等不容易产生适应,有利于机体对某些生理功能进行监控和调节。

第二节 视 觉 器 官

眼是视觉器官,主要由折光系统和感光系统两部分组成。人眼的适宜刺激是波长为380~760nm 的可见光。外界物体发出的光线经过眼的折光系统,在视网膜上成像;视网膜中的感光细胞感受光刺激,并把光能转变成生物电能,产生视觉神经冲动,通过视神经传入视觉中枢,从而产生视觉(vision)。

一、眼的折光功能

（一）眼的折光系统与成像

眼的折光系统,包括角膜、房水、晶状体和玻璃体,是一个复杂的光学系统。这四种结构均无色透明具有折光作用(相当于凸透镜),但折光力各不相同。根据凸透镜成像的原理,光线经过眼的折光系统多次折射后,在视网膜上成倒立缩小的实像。

为了便于理解,通常用简化眼来说明折光系统的成像功能。

简化眼(reduced eye)是把眼的折光系统看做一个均匀的单球面折光体,其主焦点在相当于视网膜的位置处。简化眼与安静状态下的人眼一样,正好能使平行光线聚焦在视网膜上,形成清晰的物像(图 9-1)。

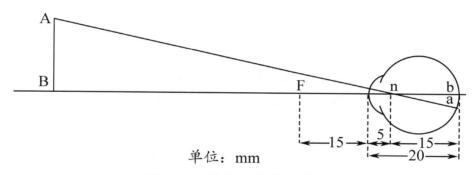

单位：mm

图 9-1　简化眼成像示意图

（二）眼的调节

正常人眼看 6m 以外的物体时,物体发出的光线射入眼内时近似平行光线,经折射后正好成像在视网膜上,所以不需要调节即可看清物体。通常把眼在安静状态下所能看清物体的最远距离称为远点(far point)。但看 6m 以内的近物时,入眼光线呈辐散状,如不进行调节,经折射后成像在视网膜的后方,故不能看清物体。因此眼必须经过调节,才能使近处物体发出的光线在视网膜上清晰成像。眼视近物时的调节包括晶状体变凸、瞳孔缩小和双眼球会聚三个方面。

1. 晶状体的调节　晶状体形似双凸的凸透镜,富有弹性,其周缘借睫状小带与睫状体相连。晶状体的凸度可随睫状肌的舒缩而改变。看远物时,睫状肌处于舒张状态,睫状小带拉紧,晶状体凸度减小(变薄),折光力减弱,远处物体成像在视网膜上。当看 6m 以内的物体时,通过神经反射,使睫状肌收缩,睫状小带松弛,晶状体由于弹性回缩而凸度增大(变厚),折光力增强,从而使物像前移至视网膜上(图 9-2)。

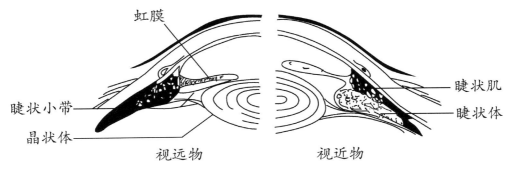

图 9-2 睫状肌对晶状体的调节作用

晶状体的调节能力有一定限度,通常把眼作最大调节所能看清物体的最近距离称为近点(near point)。晶状体的调节力主要取决于它的弹性,弹性越好调节力越强,近点也越近。晶状体的弹性与年龄有密切关系,年龄越大,晶状体弹性越差。一般人在 40 岁以后晶状体的弹性明显下降,眼的调节能力显著减退,表现为近点远移,这时看远物正常,看近物不清楚,称为老视(presbyopia,俗称老花眼),可配戴适宜的凸透镜进行矫正。

2. 瞳孔的调节　　正常人瞳孔的直径可在 1.5~8.0mm 变化,以调节照入眼内的光量。

看远处物体时瞳孔较大,可增加进入眼球的光量;而看近处物体时,可反射性地引起瞳孔缩小,称为瞳孔近反射(near reflex of the pupil)或瞳孔调节反射。瞳孔缩小可以减少进入眼球的光量,并减少折光系统的球面像差和色像差,使视网膜成像更清晰。

此外,瞳孔的大小还可随光线的强弱发生变化,在强光下瞳孔缩小,弱光下瞳孔扩大,这种现象称为瞳孔对光反射(pupillary light reflex)。其意义是调节照入眼内的光量,避免视网膜因光线过强而受损,也不会因光线过弱而影响视觉。瞳孔对光反射是双侧性的(互感性对光反射),即强光照射一侧瞳孔,可引起双眼瞳孔同时缩小,其反射中枢在中脑。

临床上常把瞳孔对光反射作为判断中枢神经系统病变部位、全身麻醉深度和病情危重程度的重要指标,如双侧瞳孔呈针尖样缩小见于有机磷农药中毒,双侧瞳孔扩大见于阿托品中毒,两侧瞳孔不等大见于脑疝,对光反射消失可见于动眼神经或视神经损伤。

3. 双眼球会聚　　当双眼注视一个由远移近的物体时,两眼球同时转向内侧的现象,称双眼球会聚,这是由于两眼球内直肌反射性收缩的结果,也称辐辏反射(convergence reflex)。其意义在于,使物体成像于两眼视网膜的对称点上,从而避免复视。

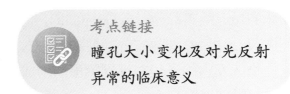

考点链接
瞳孔大小变化及对光反射异常的临床意义

（三）眼的折光异常

因眼球的形态或折光能力异常,使平行光线不能在视网膜上成像的现象,称为折光异常(或称屈光不正),包括近视、远视和散光(图 9-3)。

1. 近视(myopia)　　由于眼的折光能力过强或眼球的前后径过长,使远处的平行光成像于视网膜的前方,看远处物体不清楚,可用凹透镜进行矫正。

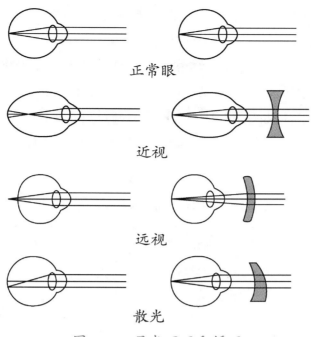

正常眼

近视

远视

散光

图 9-3　屈光不正和矫正

2. 远视（hyperopia）　由于眼的折光能力过弱或眼球的前后径过短,使远处的平行光成像于视网膜的后方,看远处物体不清楚,可用凸透镜进行矫正。远视眼的特点是看远物时就需要调节,看近物时,需要作更大程度的调节才能看清。由于远视眼不论看远还是看近都需要进行调节,故易发生调节疲劳而产生头痛。

3. 散光（astigmatism）　由于角膜不呈正球面（不同角度上球面半径不同）,对不同角度的光线折射能力不同,导致平行光不能在同一个平面成像,而视物不清,可用柱面镜进行矫正。

（四）房水和眼压

房水是充满于眼房中的无色透明液体。房水由睫状体产生,从眼后房经瞳孔进入眼前房,然后在前房角处渗入巩膜静脉窦,经眼静脉回流。房水不断生成,又不断回流入静脉,保持动态平衡,称为房水循环。

房水的功能是营养角膜、晶状体和玻璃体,以及维持眼压。由于房水量及眼房容积的相对恒定,因而眼压也保持相对稳定。房水循环障碍时（如房水回流受阻）会造成眼压增高,而形成青光眼,这时除眼的折光系统出现异常外,还可引起头痛、恶心等症状,严重时可导致角膜混浊而影响视力。

二、眼的感光功能

（一）视网膜的感光换能系统

视网膜的基本功能是感受光刺激,并将其转换为神经冲动。视网膜上的感光细胞包括视杆细胞（rod cell）和视锥细胞（cone cell）。视网膜上视神经乳头处没有感光细胞，聚焦于此处的光线不能被感受,在视野中形成生理性盲点。

1. 视杆细胞　主要分布在视网膜周边部,司暗视觉（scotopic vision）,可感受弱光,但不能分辨颜色和物体的细节,只能分辨明暗和感知物体的轮廓（表 9-1）。

2. 视锥细胞　集中在视网膜的中央部,司明视觉（photopic vision）,只能感受强光,又可辨别颜色和物体的细节。在黄斑中心的中央凹处,仅有视锥细胞,故此处视觉最敏锐（表 9-1）。

表 9-1　视杆细胞和视锥细胞比较

	视杆细胞	视锥细胞
分布	视网膜周边部	视网膜的中央部
感光色素	视紫红质	视锥色素（红、绿、蓝）
功能	暗视觉（晚光觉）	明视觉（昼光觉）
对光的敏感性	强,可感受弱光	弱,仅感受强光
视敏度与色觉	视敏度低,只能分辨明暗和物体轮廓	视敏度高,能辨别颜色和物体的细节

不同动物的昼夜生活习性不同与视网膜上感光细胞的分布有关：夜间活动的动物（如鼠、猫头鹰）以视杆细胞为主,而昼间活动的动物（如鸡、松鼠等）则以视锥细胞为主。大多数脊椎动物（包括人）则两者兼有。

（二）视网膜的光化学反应

感光细胞之所以能够感受光的刺激产生兴奋,是由于它们含有感光色素（视色素）的缘故。感光色素在光的作用下分解并释放能量,使感光细胞发生电变化,进而产生视觉神经冲动。

1. 视杆细胞的光化学反应　视杆细胞内的感光色素是视紫红质（rhodopsin）,光照时可分解为视蛋白和视黄醛,在暗处视蛋白和视黄醛又可重新合成视紫红质。在视紫红质分解

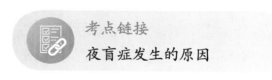

考点链接
夜盲症发生的原因

和合成的过程中有一部分视黄醛被消耗,需要依靠食物中的维生素 A 来补充。如长期维生素 A 摄入不足,会因视紫红质合成减少而影响人的暗视觉,称夜盲症（nyctalopia）。

2. 视锥细胞与色觉　人眼的视网膜上有三种不同的视锥细胞,分别含有对红、绿、蓝三种光敏感的感光色素。人眼可区分约 150 种不同的颜色。当不同色光作用于视网膜时,三种视锥细胞分别产生不同程度的兴奋,经视神经传至视觉中枢,经过的大脑的分析,可产生各种色觉（color vision）。

色觉障碍包括色盲和色弱两种情况。若部分或完全不能分辨颜色,称为色盲（color

blindness)。色盲绝大多数与遗传因素有关,最常见的是红绿色盲,因缺乏感受红光或绿光的视锥细胞而不能分辨红色和绿色。若对某种颜色的识别能力较弱,称为色弱,多由后天因素引起。

(三)与视觉有关的几种生理现象

1. 视力 又称视敏度(visual acuity),指眼分辨物体上两点之间最小距离的能力。通常以视角的大小作为衡量标准。视角(visual angle)是指物体上两个点发出的光线射入眼球经节点交叉所形成的夹角(图9-4)。眼能辨别的视角越小,表示视力越好。一般正常眼能分辨的视角约为1分,视力为1.0。

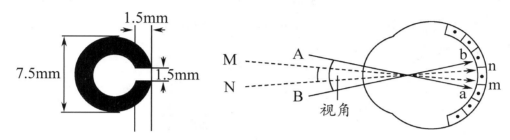

图 9-4 视力与视角示意图

1分视角(如AB两点光线的夹角)时的物像(ab)可兴奋两个不相邻的视锥细胞,
视角变小(MN两点光线的夹角)后的物像(mn)只能兴奋一个视锥细胞。

2. 视野 单眼固定注视正前方一点时,该眼所能看见的空间范围,称为视野(visual field)。视野受面部结构影响,鼻侧(内侧)和上方视野较小,颞侧(外侧)和下方视野较大。在同一光照条件下,不同颜色的视野也不同,白色视野最大,黄色、蓝色、红色、绿色视野依次递减(图9-5)。借助视野检查,可以帮助诊断某些视网膜或神经系统的病变。

3. 暗适应和明适应

(1)暗适应:当人从明亮处突然进入暗处时,最初看不清任何东西,经过一定时间后,才逐渐恢复视觉,这种现象称为暗适应。这是因为在强光下,视杆细胞中的视紫红质大量分解,残余量很少,不足以兴奋视杆细胞,进入暗处后视紫红质合成增多,对光的敏感性提高,恢复在暗处的视觉。

(2)明适应:当人从暗处突然进入明亮处时,最初感到耀眼的光亮,看不清物体,稍待片刻后才能恢复视觉,这种现象称为明适应。突然进入强光下可使在暗处合成的大量视紫红质迅速分解,因而产生耀眼的光感,随后视锥细胞便承担起在强光下的感光任务,恢复在亮处的视觉。

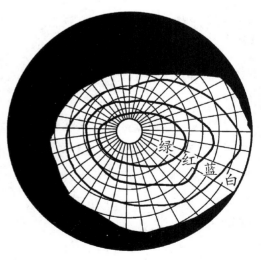

图 9-5 人右眼视野图

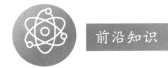

立体视觉和3D电影

双眼视物时,主观上可产生被视物体的厚度以及空间的深度或距离等感觉,称为立体视觉。其主要原因是双眼同时看一个物体时,两眼的角度略有差距,该物体在两眼视网膜上的像并不完全相同,来自两眼的图像信息经过视觉中枢的处理后,便产生了一个有立体感的物体形象。

3D电影形象逼真,观看者犹如身临其境,深受影迷的欢迎。3D电影就是根据人眼立体视觉的原理制作的。利用3D眼镜使银幕上不同的图像分别在两眼的视网膜上成像,经过大脑的合成便产生了立体的视觉效果。

第三节　听觉器官

耳又称前庭蜗器,是听觉器官,也是平衡觉(位置觉和运动觉)器官,分为外耳、中耳和内耳三部分。

一、外耳和中耳的功能

外耳和中耳是耳的传音系统,可将声波的振动传入内耳。

(一)外耳的功能

外耳由耳郭和外耳道组成。耳郭有收集声波及判断声源方向的功能。外耳道是声波传导的通路,同时对声波还有增压的作用。

(二)中耳的功能

中耳由鼓膜、听骨链(由锤骨、砧骨和镫骨依次连结而成)、鼓室和咽鼓管等结构组成。

鼓膜、听骨链和内耳前庭窗(卵圆窗)之间的联系,构成了声波从外耳传向内耳的有效通路(图9-6)。中耳的主要功能是将空气中的声波振动高效地传入内耳,其中鼓膜和听骨链在声波的传导过程中起着重要作用。鼓膜能随声波同步振动,将声波如实地传向内耳。听骨链通过杠杆作用能把声波振动的幅度减小而压强增大,提高了传音效率。

咽鼓管是连接鼻咽与鼓室的通道。咽鼓管咽口常处于闭合状态,在吞咽、打哈欠时开放。咽鼓管的主要功能是调节鼓室内的压力,使之与外界大气压保持平衡,以维持鼓膜的正常位置、形状和振动性能。

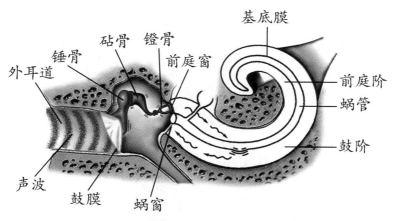

图 9-6　中耳和耳蜗关系模式图

（三）声波传入内耳的途径

声波可经气传导和骨传导两条途径传入内耳。

1. 气传导　声波经外耳道引起鼓膜振动,再经听骨链和前庭窗传入内耳,称气传导（air conduction）。此外,鼓膜的振动也可引起鼓室内空气振动,再经蜗窗（圆窗）传入内耳,这一传导途径在正常情况下作用不大,只在听骨链损伤时,才可发挥一定的传音作用。

2. 骨传导　声波直接引起颅骨振动,再引起耳蜗的内淋巴振动,此传导途径称为骨传导（bone conduction）。

正常情况下听觉以气传导为主,骨传导的作用很小,但是当鼓膜或鼓室病变引起传音性耳聋时,气传导发生障碍,而骨传导却不受影响,甚至相对增强。当耳蜗病变导致感音性耳聋时,气传导和骨传导将同样受损。因此,临床上通过检查气传导和骨传导受损的情况,以判断听觉异常的产生部位和原因。

二、内耳的感音功能

内耳又称迷路（labyrinth）,包括耳蜗（cochlea）和前庭器官（vestibular apparatus）。耳蜗为听觉器官,前庭为平衡觉器官。

耳蜗形似蜗牛壳,其内腔被前庭膜和基底膜分为三个腔,分别称为前庭阶、蜗管和鼓阶（图 9-7）。前庭阶与鼓阶充满外淋巴,在耳蜗顶部有蜗孔相通;蜗管内充满内淋巴,内、外淋巴互不相通。前庭阶和鼓阶分别借前庭窗和蜗窗与中耳鼓室相邻。

蜗管内的基底膜上有听觉感受器——螺旋器（也称柯蒂器,organ of Corti）。螺旋器由毛细胞（hair cell）、支持细胞和盖膜（tectorial membrane）等组成。毛细胞与耳蜗神经相连,毛细胞表面的纤毛称听毛,听毛上方有与之接触的盖膜（图 9-8）。

声波经外耳、中耳传入内耳后,通过外、内淋巴的振动引起基底膜振动,使毛细胞与盖膜之间发生位置变化,听毛随之弯曲变形,将声波的机械能转换为毛细胞的生物电能,最终形成听觉神经冲动,沿听觉传导通路传入中枢产生听觉。

听觉功能障碍可因病损部位不同而分为三种类型。①传音性耳聋：由鼓膜或听骨链功能障碍引起，气传导明显受损，骨传导影响不大；②感音性耳聋：由耳蜗病变、螺旋器或蜗神经受损引起，气传导、骨传导均明显受损；③中枢性耳聋：由各级听觉中枢或听觉传导通路病变引起，气传导和骨传导均明显受损。

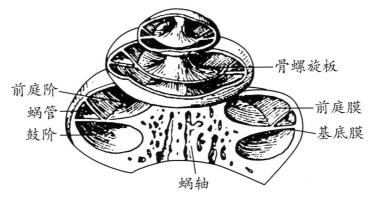

图 9-7 耳蜗的结构

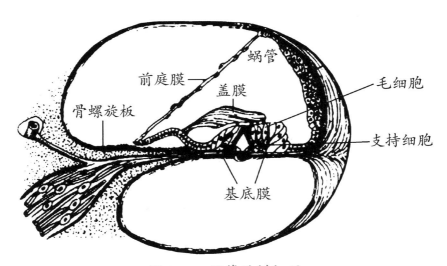

图 9-8 蜗管的横切面

本章小结

感觉器官由感受器及其附属结构组成，眼和耳是主要的感觉器官。

眼的功能包括折光系统的成像和感光细胞的感光换能作用。远处物体的光线经过折光系统的折射在视网膜上形成清晰的物像。看近物时，要经过瞳孔缩小、晶状体变凸、双眼球会聚等调节作用，才能使近物在视网膜上清晰成像。眼的折光异常包括近视、远视和散光。视网膜上的感光细胞可以感受光的刺激，并把光能转化为视觉神经冲动。感光细胞有两种，即视锥细胞和视杆细胞。视锥细胞司明视觉和色觉，视杆细胞司暗视觉。

耳分外耳、中耳和内耳三部分,是听觉器官,同时也是平衡觉器官。耳的听觉功能包括外耳、中耳的传音功能和内耳的感音功能。声波传入内耳有气传导和骨传导两条途径,以气传导为主。在内耳耳蜗的基底膜上有感受声波刺激的螺旋器,其功能是将声波的机械振动转换为听觉的神经冲动。

（闫　勇）

 目标测试

一、名词解释

1. 感受器　　　　　2. 双眼球会聚　　　　　3. 视力

4. 瞳孔对光反射　　5. 屈光不正

二、问答题

1. 眼的折光异常有哪几类？其产生原因各是什么？如何矫正？

2. 声波是如何传入内耳的？

三、选择题

1. 眼的屈光系统**不包括**（　　　）

　　A. 角膜　　　　　　B. 晶状体　　　　　C. 玻璃体

　　D. 虹膜　　　　　　E. 房水

2. 视觉器官中可调节眼折光力的是（　　　）

　　A. 角膜　　　　　　B. 房水　　　　　　C. 晶状体

　　D. 玻璃体　　　　　E. 瞳孔

3. 瞳孔对光反射中枢位于（　　　）

　　A. 延髓　　　　　　B. 脑桥　　　　　　C. 中脑

　　D. 下丘脑　　　　　E. 脊髓

4. 眼经过充分调节能看清眼前的最近距离称为（　　　）

　　A. 近点　　　　　　B. 远点　　　　　　C. 节点

　　D. 焦点　　　　　　E. 副焦点

5. 远视眼是由于（　　　）

　　A. 眼球前后径过短　　B. 眼球前后径过长　　C. 晶状体弹性降低

　　D. 眼的折光不变　　　E. 角膜球面半径不一致

6. 近视眼是由于（　　　）

　　A. 眼球前后径过短　　　　　B. 眼球前后径过长

　　C. 晶状体弹性降低　　　　　D. 眼的折光不变

E. 角膜球面半径不一致

7. 散光是由于（　　　　）

A. 眼球前后径过短
B. 眼球前后径过长
C. 晶状体弹性降低
D. 眼的折光不变
E. 角膜球面半径不一致

8. 对远视眼描述错误的是（　　　　）

A. 近点远移
B. 眼球前后径过短
C. 眼的折光能力过弱
D. 需戴凹透镜矫正
E. 平行光线成像于视网膜之后

9. 老视是由于（　　　　）

A. 眼球前后径过短
B. 眼球前后径过长
C. 晶状体弹性降低
D. 眼的折光不变
E. 角膜球面半径不一致

10. 视紫红质的合成需要（　　　　）

A. 维生素 A
B. 维生素 B
C. 维生素 C
D. 维生素 D
E. 维生素 K

11. 视网膜上只有视锥细胞的部位是（　　　　）

A. 视神经乳头
B. 视神经乳头周围
C. 视网膜周边部
D. 中央凹
E. 黄斑

12. 食物中长期缺乏维生素 A 主要影响人（　　　　）

A. 在明处的视力
B. 在暗处的视力
C. 色觉
D. 立体视觉
E. 听觉

13. 正常人耳能听到的声波频率范围是（　　　　）

A. 20~200Hz
B. 20~2 000Hz
C. 20~20 000Hz
D. 200~20 000Hz
E. 200~2 000Hz

14. 乘飞机上升或下降时,做吞咽动作的生理意义是（　　　　）

A. 调节基底膜两侧的压力平衡
B. 调节前庭膜两侧的压力平衡
C. 调节中耳与内耳之间的压力平衡
D. 调节鼓室与大气之间的压力平衡
E. 调节外耳与内耳之间的压力平衡

15. 全耳蜗病变导致（　　　　）

A. 感音性耳聋
B. 传音性耳聋
C. 高频听力受损
D. 低频听力受损
E. 听力不受影响

16. 鼓膜穿孔导致（　　）
    A. 感音性耳聋　　　　　　B. 传音性耳聋　　　　　C. 高频听力受损
    D. 低频听力受损　　　　　E. 听力不受影响
17. 听骨链破坏导致（　　）
    A. 感音性耳聋　　　　　　B. 传音性耳聋　　　　　C. 高频听力受损
    D. 低频听力受损　　　　　E. 听力不受影响

第十章 | 神经系统的功能

10章 数字资源

神经系统是人体结构和功能最复杂的系统，也是最重要的调节系统。在神经系统的直接或间接调控下，体内各系统和器官的功能活动相互联系、相互协调，能对内、外环境变化作出完善的适应性调节，以维持生命活动的正常进行。神经系统一般分为中枢神经系统和周围神经系统，前者是指脑和脊髓，后者是指从脑和脊髓发出的周围神经。

第一节 神经系统功能活动的基本规律

一、神经元和神经纤维

（一）神经元的结构和功能

神经系统主要由神经细胞和神经胶质细胞构成。神经细胞又称神经元（neuron），是神经系统的基本结构和功能单位。神经元的基本功能是感受刺激和传导兴奋。神经元形态多样,大小不一,但结构上大致都可分成胞体和突起两部分(图 10-1)。

1. 胞体 位于中枢及神经节内,是神经元功能活动的中心,能合成与神经元功能、代谢相关的蛋白质,并接受刺激和整合信息。

2. 突起 分为树突和轴突。一个神经元可有一个或多个树突,树突一般较短,可有几级分支。但轴突一般只有一个,其末梢分成许多分支,每个分支末梢部分膨大呈球状,称为突触小体。从功能上看,神经元的胞体及树突是接受信息的主要部位,轴突始段是产生动作电位的部位,动作电位沿轴突传导至其末梢时,会引起递质释放。

(二)神经纤维

神经元的长突起外面包裹髓鞘或神经膜(神经胶质细胞)形成神经纤维(nerve fiber)。根据髓鞘的有无,将神经纤维分为有髓神经纤维和无髓神经纤维,主要功能是传导兴奋,即动作电位。在神经纤维上传导的兴奋称为神经冲动(nerve impulse)。神经纤维传导兴奋具有以下特征:

1. 生理完整性 神经纤维只有在其结构和功能上都完整时才能传导兴奋;神经纤维在结构受损、局部应用麻醉药或低温状态下,兴奋传导就会受阻。

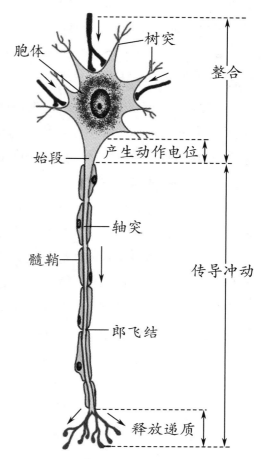

图 10-1 神经元结构及功能示意图

2. 绝缘性 一根神经干含有许多根神经纤维,由于神经纤维表面有绝缘的髓鞘(或神经膜),所以神经纤维传导兴奋时基本上互不干扰。

3. 双向性 刺激神经纤维中任何一点,产生的兴奋都可沿神经纤维向两端同时传导,表现出传导的双向性。

4. 相对不疲劳性 在实验条件下,连续电刺激神经数小时至十几小时,神经纤维始终能保持其传导兴奋的能力,表现为不易发生疲劳。

二、突 触 传 递

神经系统在发挥调节功能时,至少由两个或更多的神经元相互联系、共同协调来完成。神经元与神经元之间、神经元与非神经元之间相互接触并传递信息的部位称为突触(synapse)。

（一）突触的分类

根据信息传递方式不同,可将突触分为化学性突触和电突触,人和哺乳动物的神经系统中大多数是化学性突触。通常根据神经元接触的部位不同,突触可分为轴突–胞体式突触、轴突–轴突式突触和轴突–树突式突触三类(图 10-2)。

（二）突触的基本结构

经典的化学性突触由突触前膜、突触间隙和突触后膜三部分组成(图 10-3)。在电子显微镜下观察,突触前神经元轴突末梢分支末端膨大,称突触小体,内有大量突触囊泡,囊泡内含高浓度的神经递质。突触小体面对突触后神经元的细胞膜称为突触前膜;突触后神经元面对突触小体的细胞膜称为突触后膜,膜上有能与相应递质结合的受体;突触前膜和突触后膜之间的间隙称为突触间隙。

（三）突触传递过程

信息从突触前神经元传到突触后神经元的过程,称为突触传递(synaptic transmission)。突触传递是电–化学–电的过程。

当兴奋传至突触前神经元轴突末梢时,突触前膜去极化,Ca^{2+} 内流进入突触小体,突触囊泡向突触前膜移动并与之融合,通过出胞作用将神经递质释放到突触间隙。神经递质与突触后膜受体结合后,突触后膜对离子的通透性发生改变,并产生电位变化,称为突触后电位。突触后电位又分为兴奋性突触后电位和抑制性突触后电位两种。

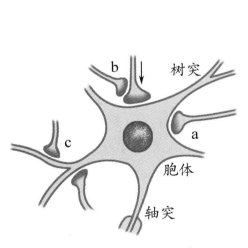

图 10-2 突触分类示意图
a. 轴–体突触;b. 轴–轴突触;
c. 轴–树突触。

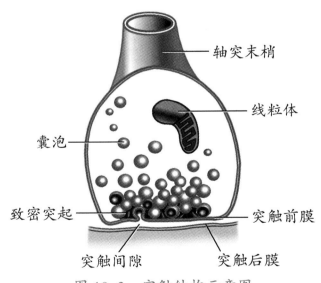

图 10-3 突触结构示意图

1. 兴奋性突触后电位 突触前膜释放兴奋性递质,与突触后膜特异性受体结合后,主要引起突触后膜对 Na^+ 通透性增大,Na^+ 内流,突触后膜发生去极化,称为兴奋性突触后电位(excitatory postsynaptic potential,EPSP)。兴奋性突触后电位经过总和达到阈电位时,可引起突触后神经元爆发动作电位,产生兴奋效应。

2. 抑制性突触后电位　突触前膜释放抑制性递质,与突触后膜特异性受体结合后,主要引起突触后膜对 Cl^- 通透性增大,Cl^- 内流,突触后膜发生超极化,称为抑制性突触后电位(inhibitory postsynaptic potential,IPSP)。抑制性突触后电位使突触后神经元难以产生动作电位,表现为抑制效应。

中枢神经系统内的神经元通常与多个神经元形成突触联系,有的产生兴奋性突触后电位,有的产生抑制性突触后电位。突触后神经元是兴奋还是抑制主要取决于这些突触传递产生的综合效应。

三、神 经 递 质

神经递质(neurotransmitter)是指由突触前神经元合成并释放,能特异性地与突触后神经元或效应器细胞膜上的受体结合,并产生一定效应的化学物质。神经递质的种类很多,根据产生部位不同,分为外周神经递质和中枢神经递质两大类。

(一)外周递质

由周围神经末梢释放的神经递质称为外周递质,主要有乙酰胆碱(acetylcholine,ACh)和去甲肾上腺素(noradrenaline,NA),具体内容详见本章第四节。

(二)中枢递质

中枢神经系统内递质种类繁多,功能反应复杂。根据其化学性质不同,主要分类见表 10-1。

表 10-1　主要的中枢递质种类

分类	主要成分
胆碱类	乙酰胆碱
单胺类	去甲肾上腺素、肾上腺素、多巴胺、5- 羟色胺、组胺
氨基酸类	谷氨酸、甘氨酸、γ - 氨基丁酸、天冬氨酸
肽类	P 物质、脑啡肽、阿片肽、内啡肽、下丘脑调节肽
嘌呤类	腺苷、ATP

四、反射活动的基本规律

(一)中枢神经元的联系方式

神经调节的基本方式是反射。在多突触反射中,中枢神经元以数量众多的中间神经元为桥梁,相互连接成网,主要联系方式如下(图 10-4):

1. 单线式联系　突触前神经元与突触后神经元一对一联系,确保信息传递的精确性。

2. 辐散式联系　一个神经元的轴突末梢分支与多个神经元建立突触联系,能使与之相连的许多神经元同时兴奋或抑制。

3. 聚合式联系　一个神经元与许多神经元的轴突末梢建立突触联系,使来源于不同神经元的兴奋和抑制在同一神经元上发生整合,导致后者兴奋或抑制。

4. 链锁式联系　一个神经元通过轴突侧支与另一个神经元联系,后者通过轴突侧支再与下一个神经元联系。

5. 环式联系　一个神经元通过轴突侧支与多个经元联系后,又返回来与该神经元建立突触联系。

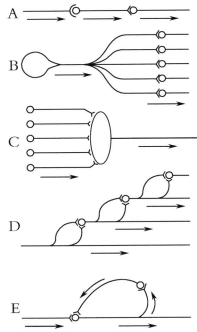

图 10-4　中枢神经元联系方式示意图

A. 单线式联系;B. 辐散式联系;C. 聚合式联系;D. 链锁式联系;E. 环式联系。

(二)突触传递的特征

反射弧中枢部分的兴奋传递,往往需要通过多次突触传递,明显不同于神经纤维上的冲动传导。突触传递主要有以下特征:

1. 单向传递　兴奋经化学性突触传递时,只能从突触前膜传向突触后膜。

2. 中枢延搁　兴奋通过中枢的突触时,要经历递质的释放、扩散、与突触后膜受体结合、产生突触后电位等一系列过程,耗时较长,这种现象称为中枢延搁。

3. 总和　在反射活动中,当多个神经元同时传来或一个神经元连续传来高频神经冲动时,可引起同一突触后神经元产生的兴奋性突触后电位叠加起来达到阈电位,从而产生动作电位,这一过程称为兴奋的总和。

4. 兴奋节律的改变　在反射活动中,突触前神经元和突触后神经元在兴奋传递过程中发放冲动的频率往往不同,其最后传出冲动的频率取决于各种影响因素对突触后神经元的综合效应。

5. 后发放　在反射活动中,当传入神经元停止传入冲动后,传出神经元仍可在一定时间内发放神经冲动,此现象称为后发放。

6. 对内环境变化的敏感性和易疲劳性　在反射活动中,突触最易受内环境变化的影响。如缺氧、CO_2 过多、麻醉剂以及某些药物等均可影响化学性突触传递,其原因可能与长时间兴奋使突触前神经元递质耗竭有关。

第二节　神经系统的感觉功能

案例

病人女,56 岁。有胆囊炎病史,近期食用油腻食物过多后,右上腹疼痛反复出现。在最近的一次发作时,疼痛持续 6h,并放射至右肩部和右侧肩胛骨。

请问:1. 试用所学知识解释患者右肩部和右侧肩胛骨疼痛的可能原因。

2. 试述几种常见内脏疾病牵涉痛部位。

机体通过感觉认识外部世界和感受体内的变化。人体的各种感受器接受刺激后,通过特定的感觉通路逐级上传,最后到达大脑皮质的特定中枢,经分析和综合而产生特异感觉。

一、脊髓的感觉传导功能

各种感受器的传入神经冲动,除经脑神经传入中枢神经系统的一部分外,大部分经脊神经后根进入脊髓,由脊髓上行传导通路到达大脑皮质。

二、丘脑及其感觉投射系统

丘脑是人体重要的感觉接替站,能对传入大脑的感觉信息进行粗略地分析与综合。人体除嗅觉外的各种感觉都要经过丘脑更换神经元,再由丘脑发出纤维向大脑皮质投射。据丘脑各部分向大脑皮质投射特征的不同,感觉投射系统分为特异性投射系统和非特异性投射系统两种(图 10-5)。

(一)特异性投射系统

除嗅觉外,各种感觉传入通路由脊髓或脑干上行到丘脑更换神经元后,发出特异投射纤维,点对点投射到大脑皮质的特定区域,这种丘脑向大脑皮质的投射纤维总称为特异性投射系统(specific projection system)。该投射系统的生理功能是引起特定的感觉,并激发大脑皮质继续发放传出冲动。

(二)非特异性投射系统

各种感觉传导通路的上行纤维经过脑干时发出许多侧支,与脑干网状结构的神经元发生多突触联系,经多次换元后到达丘脑,再发出纤维弥散地投射到大脑皮质的广泛区域,这种自丘脑向大脑皮质弥散投射的感觉纤维称为非特异性投射系统(nonspecific projection system)。该投射系统的功能是维持和改变大脑皮质的兴奋状态。

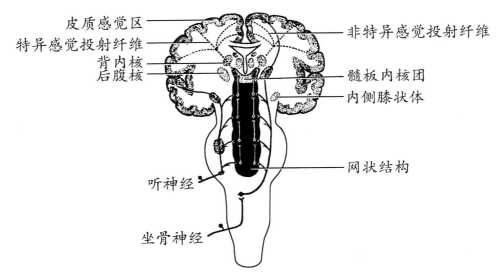

图 10-5　感觉投射系统示意图

实线代表特异性投射系统,虚线代表非特异性投射系统。

实验研究发现,脑干网状结构中存在具有唤醒作用的上行纤维,称为脑干网状结构上行激动系统。这一系统受损,可导致动物昏睡不醒;如用电流刺激此处,可唤醒动物。由于这一系统是多突触传递系统,故易受药物影响而发生传导阻滞,如巴比妥类镇静催眠药物就是通过阻断脑干网状结构上行激动系统而发挥作用的。

特异性投射系统和非特异性投射系统是两类不同的感觉投射系统,但特异性投射系统的功能实现必须依赖非特异性投射系统的功能完整。两类感觉投射系统的传导途径、投射部位、特点和功能总结如下(表 10-2)。

表 10-2　特异性投射系统和非特异性投射系统的区别

项目	特异性投射系统	非特异性投射系统
传导途径	有专一的传导途径	无专一的传导途径
投射特点	点对点投射	弥散性投射
投射部位	大脑皮质的特定感觉区	大脑皮质的广泛区域
主要功能	引起特定感觉,激发大脑皮质发出传出冲动	维持与改变大脑皮质的兴奋或觉醒状态

三、大脑皮质的感觉分析功能

各种感觉传入冲动到达大脑皮质,通过精细的分析综合而产生相应的感觉。因此,大脑皮质是产生感觉的最高级中枢,不同性质的感觉投射到大脑皮质的不同区域。

（一）体表感觉区

全身体表感觉在大脑皮质的投射区主要位于中央后回,称为第一感觉区(图10-6),其投射规律如下:①交叉性投射,即躯体一侧的传入冲动向对侧皮质投射,但头面部感觉的投射是双侧性的;②投射区域的大小与体表不同部位的感觉分辨精细程度有关,感觉分辨越精细的部位在中央后回的代表区域越大;③投射区域的空间排列是倒置的,但头面部代表区内部的安排是正立的。

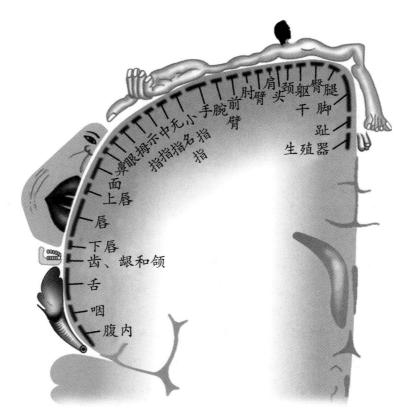

图 10-6　大脑皮质体表感觉区示意图

（二）本体感觉区

本体感觉区是指肌肉、关节等的位置觉和运动觉代表区,位于中央前回及中央旁小叶前部,感知身体的空间位置、姿势、运动状态和方向。

（三）视觉区与听觉区

视觉投射区在枕叶皮质距状沟上、下缘。听觉投射区位于颞叶的颞横回和颞上回。

（四）嗅觉区与味觉区

嗅觉投射区位于边缘叶的前底部。味觉投射区在中央后回头面部感觉投射区的下侧。

四、痛　觉

痛觉是机体受到伤害性刺激时产生的与组织损伤有关的不愉快感觉和情感性体验。疼痛是一种警示信号,对机体具有一定的保护意义。

(一)痛觉感受器及刺激

痛觉感受器是广泛存在于各器官组织中的游离神经末梢。当各种刺激造成组织细胞损伤时,就会释放 K^+、H^+、组胺、5- 羟色胺、缓激肽等致痛性化学物质,这些物质可使游离神经末梢去极化,产生神经冲动传入中枢而引起痛觉。

(二)皮肤痛觉

当伤害性刺激作用于皮肤时,可先后出现两种性质不同的痛觉,即快痛和慢痛。快痛是当伤害性刺激作用后,在 0.1s 内就感觉到的尖锐刺痛,特点是产生和消失迅速,感觉清楚,定位准确。随后出现一种定位不准确,持续时间较长的慢痛,其感觉呈慢性钝痛、烧灼痛,常常难以忍受,并伴有情绪反应及心血管和呼吸等方面的变化。

(三)内脏痛与牵涉痛

内脏痛是内脏器官受到伤害性刺激时产生的疼痛感觉。内脏痛的特点是:①发生缓慢,持续时间较长;②定位不准确、呈弥散性,对刺激的分辨能力差,难以准确描述;③对机械牵拉、缺血、痉挛和炎症等刺激敏感,对切割、烧灼等刺激不敏感;④常引起不愉快的情绪活动,并伴有恶心、呕吐、出汗和心血管及呼吸活动的改变;⑤常伴有牵涉痛。

牵涉痛(referred pain)是指某些内脏疾病引起体表部位发生疼痛或痛觉过敏的现象。例如,心肌缺血时发生在心前区、左肩和左上臂的疼痛;胆囊病变时发生在右肩区的疼痛;阑尾炎时出现在上腹部或脐区的疼痛等。由于牵涉痛的体表放射部位比较固定,因而在临床上常提示某些疾病的发生。牵涉痛定位明确,而且可先于内脏痛出现,因此,熟悉患病内脏牵涉痛部位(表 10-3),对内脏疾病的早期诊断有重要意义。

表 10-3　常见内脏疾病牵涉痛的部位和压痛区

患病器官	心	胃、胰腺	肝、胆囊	肾脏	阑尾
体表疼痛部位	心前区、左肩、左臂尺侧	左上腹、肩胛区	右肩胛	腹股沟区、腰部	上腹部、脐区

第三节 神经系统对躯体运动的调节

案例

病人男,25岁,在高空作业时摔落地面造成脊髓横断伤,出现横断面以下肢体瘫痪、肌张力减低、腱反射消失、病理反射阴性。4周后肌张力逐渐增高,腱反射亢进,出现病理反射,肢体肌力的恢复始于下肢远端,然后逐步上移。

请问:1. 该病人症状表现为何种现象?

2. 该现象产生的机制是什么?

躯体运动是人和动物最基本的功能之一,躯体的各种姿势和运动,都是在神经系统的控制下,通过骨骼肌的收缩和舒张,牵动骨和关节的运动来完成的。

一、脊髓对躯体运动的调节

(一)脊髓的运动神经元与运动单位

脊髓是躯体运动调节的基本反射中枢。在脊髓前角中存在大量支配骨骼肌运动的神经元,可分为 α 运动神经元和 γ 运动神经元。

α 运动神经元胞体较大,神经纤维较粗,接受来自皮肤、肌肉和关节等外周感受器传入的信息,传出纤维支配骨骼肌的梭外肌。由一个 α 运动神经元及其所支配的全部肌纤维所组成的功能单位,称为运动单位(motor unit)。 γ 运动神经元的胞体较小,其传出纤维较细,支配骨骼肌的梭内肌。

(二)牵张反射

脊髓对躯体运动的调节是以牵张反射方式实现的。有神经支配的骨骼肌受到外力牵拉而伸长时,引起受牵拉的同一块肌肉反射性的收缩,称为牵张反射(stretch reflex)。

1. 牵张反射的类型 牵张反射有腱反射和肌紧张两种类型。

腱反射(tendon reflex)是指快速牵拉肌腱时发生的牵张反射,表现为被牵拉肌肉快速而明显地缩短,如膝反射、跟腱反射等。叩击髌骨下方的股四头肌肌腱时,股四头肌因受牵拉发生快速的收缩,膝关节伸直,称为膝反射。当叩击跟腱时,腓肠肌快速地收缩引起踝关节跖屈,称为跟腱反射。正常情况下腱反射受高位中枢的控制。临床上常采用检查腱反射的方法,来了解神经系统的功能状态。若腱反射减弱或消失,提示该反射弧的传入、传出通路或脊髓反射中枢损害;若腱反射亢进,提示高位中枢有病变。

肌紧张(muscle tone)是指缓慢持续牵拉肌腱时发生的牵张反射,表现为受牵拉的肌纤维轻度而持续地收缩。肌紧张是由肌肉中的肌纤维交替收缩产生的,所以不易发生疲劳。肌紧张是维持躯体姿势最基本的反射,是姿势反射的基础。其反射弧中的任何部分被破坏,均可出现肌张力的减弱或消失,表现为肌肉松弛,使躯体的正常姿势无法维持。

2. 牵张反射的反射弧 牵张反射的感受器是骨骼肌中的肌梭(图10-7)。它的外层为一结缔组织囊,囊内的肌纤维称为梭内肌,囊外的一般肌纤维称为梭外肌。当肌肉受外力被拉长时,肌梭的感受器因受到刺激而兴奋,产生传入冲动进入脊髓,引起支配受牵拉肌肉的 α 运动神经元兴奋,使其支配的梭外肌收缩,从而形成一次牵张反射。

γ 运动神经元支配梭内肌,它可接受高位中枢的冲动而兴奋,从而使梭内肌从两端收缩,提高了肌梭的敏感性。因此,γ 运动神经元对牵张反射的调节具有重要意义。

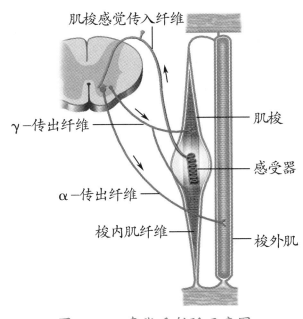

图 10-7 牵张反射弧示意图

(三)脊休克

当脊髓与高位中枢突然离断后,断面以下的脊髓暂时丧失反射活动的能力,进入无反应状态的现象,称为脊休克(spinal shock)。脊休克的主要表现为横断面以下的脊髓所支配的躯体与内脏反射均减退以致消失,如骨骼肌紧张性下降或消失,外周血管扩张,血压下降,发汗反射消失,粪、尿潴留。脊休克是暂时现象,持续一段时间后,以脊髓为中枢的反射活动可以逐渐恢复,恢复的时间与动物的进化程度有关,低等动物如蛙的脊休克几分钟即可恢复,犬需要几天,人类恢复最慢,需数周至数月。

脊休克产生的原因不是由于脊髓本身的损伤引起的,而是由于离断的脊髓突然失去了高位中枢的调节,断面以下的脊髓兴奋性极度低下所致。可见,脊髓具有完成某些简单反射的能力,但这些反射平时受高位中枢的控制而不易表现出来。

二、脑干对肌紧张的调节

脑干是脊髓以上重要的躯体运动中枢之一,脑干网状结构中存在抑制和加强肌紧张的区域(图10-8),在肌紧张调节中发挥重要作用。

(一)脑干网状结构易化区

脑干网状结构中加强肌紧张及肌肉运动的区域,称为易化区。易化区的范围较广,活动较强,包括延髓网状结构背外侧部、脑桥的被盖、中脑中央灰质及被盖。延髓的前庭核和小脑前叶两侧部也有加强肌紧张的作用。易化区的作用是通过下行纤维加强脊髓前角运动神经元的活动而使肌紧张加强。

（二）脑干网状结构抑制区

脑干网状结构中抑制肌紧张及肌肉运动的区域,称为抑制区。抑制区范围较小,活动较弱,位于延髓网状结构的腹内侧部分。除脑干外,高位中枢(大脑皮质运动区、纹状体、小脑前叶蚓部等处)也有抑制肌紧张的作用,这种作用可能是通过加强脑干网状结构抑制区的活动实现的。

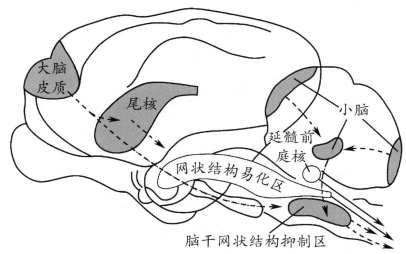

图 10-8　猫脑干网状结构下行易化和抑制系统示意图

图中深灰色区域为抑制区,浅灰色区域为易化区

图中虚线箭头表示下行抑制作用路径,实线箭头表示下行易化作用路径。

正常情况下,在肌紧张的平衡调节中,易化区的活动略占优势,从而维持正常的肌紧张。在动物实验中发现,如果在中脑上、下丘之间切断脑干,动物会出现四肢伸直、头尾昂起、脊柱挺硬等伸肌过度紧张的现象,称为去大脑强直(图 10-9)。它的发生是因为切断了大脑皮质和纹状体等部位与脑干网状结构的功能联系,造成易化区活动明显占优势,出现反射性的伸肌紧张增强。临床上如见到病人出现去大脑强直现象,往往表明病变已严重侵犯了脑干,是预后不良的信号。

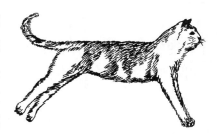

图 10-9　猫去大脑强直示意图

三、小脑对躯体运动的调节

小脑可分为前庭小脑、脊髓小脑和皮质小脑三部分(图 10-10),它们对躯体运动的调节发挥着不同的作用。

（一）维持身体平衡

前庭小脑也称原小脑或古小脑,主要功能是维持身体的平衡。前庭小脑损伤后,可出现身体平衡功能严重失调,如身体倾斜、步态蹒跚、站立不稳、容易跌倒等,但其他随意运动仍能协调。

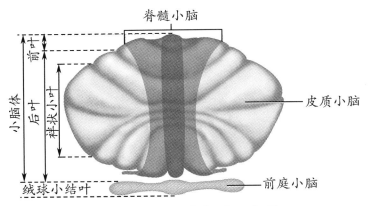

图 10-10　小脑分区示意图

(二)调节肌紧张

脊髓小脑,又称旧小脑,主要功能是通过调节肌紧张,调节躯干和肢体的随意运动。小脑对肌紧张的调节具有抑制和易化双重作用,在进化过程中,小脑的肌紧张抑制作用逐渐减退,而易化作用逐渐增强。所以,脊髓小脑受损后可出现肌张力减退、四肢乏力。

(三)协调随意运动

皮质小脑,又称新小脑,与大脑皮质感觉区、运动区和联络区之间有着广泛而复杂的联系,可整合多方面信息,通过反馈环路将冲动发回大脑皮质,故其主要与运动的策划和运动程序的编制有关。

临床上小脑损伤的病人,各种协调性动作发生障碍,突出表现为随意运动的力量、方向、速度及准确度发生变化,不能完成精巧动作,行走摇晃、动作笨拙。这种小脑损伤后的动作协调障碍,称小脑性共济失调。

四、基底神经节对躯体运动的调节

基底神经节是指大脑基底部的一些核团,包括尾状核、壳核、苍白球、丘脑底核、黑质和红核。尾状核、壳核和苍白球统称纹状体。基底神经节是皮质下与皮质构成神经回路的重要脑区之一,参与运动的策划和运动程序的编制。基底神经节的功能失调可产生两类运动障碍性疾病,一类是表现为运动过少而肌紧张增强,如帕金森病;另一类表现为运动过多而肌紧张过弱,如舞蹈病和手足徐动症。

帕金森病又称震颤麻痹,主要症状是全身肌紧张增强,肌肉强直,随意运动减少,动作缓慢,面部表情呆板,常伴有静止性震颤。病理学研究表明,帕金森病的主要病变部位在中脑黑质。中脑黑质内含多巴胺神经元,而纹状体内存在乙酰胆碱递质系统。帕金森病的产生,是因为黑质的多巴胺递质释放减少,对纹状体的抑制作用降低,导致纹状体内乙酰胆碱递质系统功能亢进,因而出现一系列肌紧张增强的症状。在临床实践中使用左旋多巴或 M 受体阻断剂阿托品等阻断胆碱能神经元的作用,对帕金森病有治疗作用。

舞蹈病病人的主要临床表现为头部和上肢不自主的舞蹈动作,伴有肌张力降低等。舞蹈病的主要病变部位在纹状体,其发病原因主要是纹状体内胆碱能和 γ – 氨基丁酸能神经元的功能减退,使黑质多巴胺能神经元功能相对亢进所致。因此,临床上用利血平耗竭多巴胺类递质,可以缓解舞蹈病病人的症状。

五、大脑皮质对躯体运动的调节

大脑皮质是调节躯体运动的最高级中枢,它发出的运动指令经下行传导通路,抵达脑干和脊髓前角的运动神经元,来调控躯体运动。

(一)大脑皮质运动区

人类大脑皮质运动区主要位于中央前回及中央旁小叶前部,其对躯体运动的调控具有以下特点(图 10-11):①交叉性支配,即一侧皮质运动区支配对侧躯体的骨骼肌,但头面部肌肉的支配多数是双侧性的;②运动代表区的大小与运动的精细程度有关,运动越

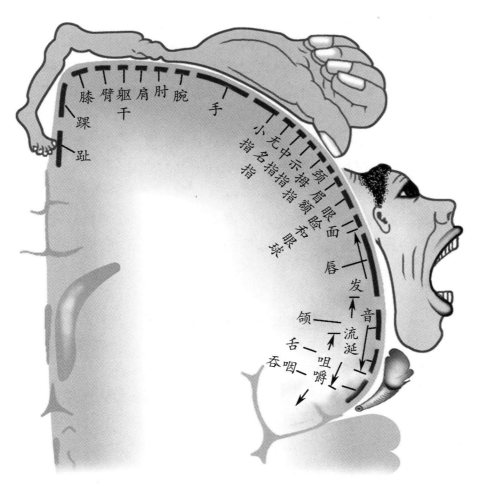

图 10-11　大脑皮质运动区示意图

精细、越复杂的部位,在大脑皮质运动区所占的范围越大;③功能定位精细,呈倒置安排,但头面部运动区的安排是正立的。

(二)运动的传出通路

运动的传出通路分为锥体系和锥体外系两大部分。

1. 锥体系 包括皮质脊髓束和皮质脑干束。由皮质发出,经内囊、脑干下行到达脊髓前角运动神经元的传导束,称为皮质脊髓束;由皮质发出,经内囊到达脑干内各运动神经核的传导束,称为皮质脑干束。其主要功能是发动随意运动,完成精细的、技巧性的动作。

2. 锥体外系 是指锥体系以外所有控制躯体运动的下行传导路径,主要包括基底神经节、小脑、脑干中的红核与黑质等结构,这些结构发出纤维束下行到脊髓,控制脊髓运动神经元的活动。锥体外系的主要功能是调节肌紧张和协调随意运动。

第四节　神经系统对内脏活动的调节

案例

病人女,28岁。在喷洒农药后不久出现头晕、头痛、恶心、呕吐、腹痛、腹泻、流涎、大汗淋漓等症状。入院检查,心率50次/min,血压85/50mmHg,呼吸困难,瞳孔呈针尖样改变。

请问:1. 该病人最可能的诊断是什么?

　　　2. 临床应用哪种药物可减轻其症状,为什么?

神经系统中调节内脏功能活动的部分称为自主神经系统,也称植物神经系统或内脏神经系统。一般指支配内脏、心血管和腺体的传出神经,包括交感神经和副交感神经两部分。

一、自主神经的主要功能及特征

(一)自主神经的结构及功能特征

自主神经纤维自脊髓和脑干发出后,不直接到达效应器,绝大多数在周围自主神经节内换元后再到达效应器。由中枢发出的神经纤维称为节前纤维,由节内神经元发出至效应器的神经纤维称为节后纤维。交感神经和副交感神经的具体分布如图10-12所示。

自主神经所支配的器官非常广泛,包括循环、呼吸、消化、泌尿、内分泌等器官,此外,对代谢及骨骼肌血管也有作用。自主神经的主要功能见表10-4。人体多数器官接受交感神经和副交感神经双重支配,但皮肤和肌肉的血管、汗腺、竖毛肌等,只接受交感神经支配,肾上腺髓质只接受交感神经节前纤维的支配。在双重支配的器官中,交感和副交感神经的作用是相互拮抗的,如迷走神经对心脏有抑制作用,而交感神经则具有兴奋性作用。一般情况下,当交感神经的活动相对增强时,副交感神经的活动则相对减弱。自主神经对

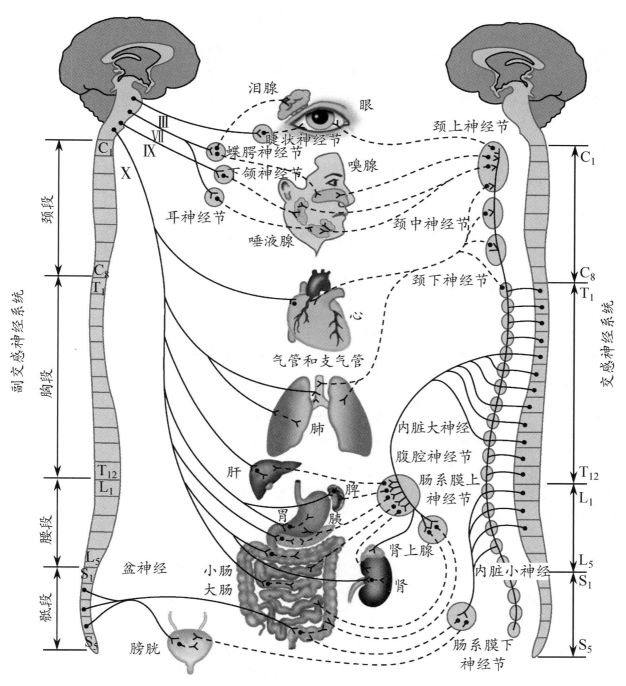

图 10-12　人自主神经分布示意图

图中未显示支配血管、汗腺和竖毛肌的交感神经;

——节前纤维;……节后纤维。

内脏器官经常发放低频率的冲动,使效应器维持一定的活动状态,称为紧张性作用。此外,自主神经的作用与效应器本身的功能状态有关,如交感神经兴奋可使已孕子宫收缩,未孕子宫舒张。

表 10-4　交感神经和副交感神经的主要功能

器官系统	交感神经	副交感神经
循环器官	心率加快,心肌收缩力增强 腹腔内脏血管、皮肤血管、唾液腺与外生殖器的血管均收缩;肌肉血管收缩(肾上腺素能)或舒张(胆碱能)	心率减慢,心房收缩减弱 部分血管(如软脑膜动脉与外生殖器的血管等)舒张
呼吸器官	支气管平滑肌舒张	支气管平滑肌收缩
消化器官	抑制胃肠运动,促进括约肌收缩,抑制胆囊活动,抑制消化腺分泌,分泌黏稠唾液	促进胃肠运动,使括约肌舒张,促进胆囊收缩,促进消化液分泌,分泌稀薄唾液
泌尿器官	膀胱逼尿肌舒张,尿道内括约肌收缩	膀胱逼尿肌收缩,尿道内括约肌舒张
生殖器官	已孕子宫收缩,未孕子宫舒张	
眼	瞳孔扩大	瞳孔缩小
皮肤	竖毛肌收缩,汗腺分泌	
内分泌	促进肾上腺髓质激素、胰高血糖素等分泌	促进胰岛素分泌
代谢	促进分解代谢	促进合成代谢

(二)自主神经系统的生理意义

交感神经系统的活动比较广泛,其主要作用是促使机体迅速适应环境的急骤变化。当机体受到外界的强烈刺激时,如肌肉剧烈运动、剧痛、窒息、失血或寒冷环境等,交感神经系统兴奋,同时肾上腺髓质激素分泌增加,交感－肾上腺髓质系统作为一个整体,引起的一系列适应性反应称为应急反应。机体的应急反应表现为心跳加强加快,血液循环加快,血压升高;内脏血管收缩,骨骼肌血管舒张,血流量重新分配;呼吸加深加快,肺通气量增多;代谢活动加强,为肌肉活动提供充分的能量等。其主要生理意义在于动员贮备能量,以适应环境的急剧变化。

副交感神经系统的活动比较局限,机体在安静时副交感神经活动增强,其生理意义在于促进消化、吸收、排泄和生殖等活动,加强合成代谢,积蓄能量,有利于机体的休整和体能恢复。

二、自主神经的递质和受体

自主神经对内脏活动的调节是通过神经末梢释放递质与效应器的受体结合而发挥作用的。自主神经释放的递质主要是乙酰胆碱（acetylcholine，ACh）和去甲肾上腺素（norepinephrine，NE）（图10-13）。

（一）自主神经的递质

1. 乙酰胆碱　凡末梢释放乙酰胆碱的神经纤维称为胆碱能纤维，包括交感和副交感神经的节前纤维、副交感神经的节后纤维和少数交感神经节后纤维（指支配汗腺的交感神经节后纤维和支配骨骼肌的交感舒血管纤维）。此外，躯体运动神经也属于胆碱能纤维。

2. 去甲肾上腺素　凡末梢释放去甲肾上腺素的神经纤维称为肾上腺素能纤维，包括大部分交感神经节后纤维。

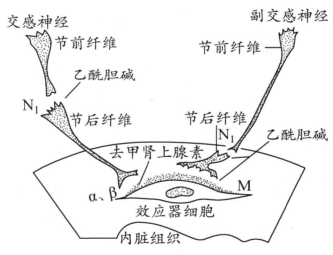

图 10-13　自主神经系统的递质与受体

（二）受体

受体是指存在于突触后膜或效应器细胞膜上、能与某些化学物质发生特异性结合而产生生理效应的特殊蛋白质。在自主神经节细胞和效应器细胞的膜上存在着能与乙酰胆碱或去甲肾上腺素结合的受体。

1. 胆碱能受体　能与乙酰胆碱结合的受体称为胆碱能受体，按其分布和效应分为以下两种类型。

（1）毒蕈碱受体：能与毒蕈碱结合的胆碱能受体，称为毒蕈碱受体（muscarinic receptor），又称 M 受体。这类受体主要分布于大多数副交感神经节后纤维和少数交感神经节后纤维支配的效应器细胞膜上。乙酰胆碱与 M 受体结合后，主要产生一系列副交感神经兴奋为主的效应，称为毒蕈碱样作用（M 样作用），如心脏活动抑制，支气管、消化道平滑肌和膀胱逼尿肌收缩,消化腺分泌增加,瞳孔缩小,汗腺分泌增多,骨骼肌血管舒张等。阿托品是 M 受体阻断剂,能与 M 受体结合而阻断 M 样作用。临床上使用阿托品,可缓解胃肠道及泌尿道平滑肌痉挛,同时也可引起心跳加快、瞳孔散大、唾液和汗腺分泌减少等反应。

(2) 烟碱受体:能与烟碱结合的胆碱能受体称为烟碱受体(N 受体)。N 受体又分 N_1 及 N_2 两个亚型。N_1 受体分布于自主神经节突触后膜上,与乙酰胆碱结合后,可引起自主神经节的节后神经元兴奋。N_2 受体分布于神经肌肉接头处的终板膜上,与乙酰胆碱结合后,则引起骨骼肌兴奋。六烃季铵是 N_1 受体阻断剂,十烃季铵是 N_2 受体阻断剂。筒箭毒碱可阻断 N_1 和 N_2 受体,使肌肉松弛,是临床上常用的肌肉松弛剂。

有机磷中毒是临床常见急症。有机磷误入人体后,会与胆碱酯酶发生结合而使胆碱酯酶活性降低,突触前神经元释放的乙酰胆碱不能及时水解而发生蓄积,引起 M 样作用和 N 样作用持续放大。病人表现为瞳孔缩小,心率减慢、血压下降,呼吸道平滑肌痉挛而引起呼吸困难,消化道平滑肌痉挛引起腹痛、腹泻,甚至大、小便失禁;腺体过度分泌而出现涕泪交加、流涎、大汗淋漓等 M 样作用的表

考点链接
有机磷中毒导致代谢失常的神经递质

现,以及肌肉震颤等 N 样作用的表现。临床治疗时,通过静脉滴注大量的阿托品来缓解 M 样症状。但要恢复胆碱酯酶的活性,还需要使用胆碱酯酶复活剂,如解磷定等。

2. 肾上腺素能受体　能与儿茶酚胺类物质(包括肾上腺素、去甲肾上腺素等)相结合并产生效应的受体称为肾上腺素能受体,分布于肾上腺素能纤维所支配的效应器细胞膜上,分为 α 受体和 β 受体两类。

(1) α 受体:α 受体可分为 $α_1$ 和 $α_2$ 两个亚型,主要分布在皮肤、肾、胃肠的血管平滑肌。儿茶酚胺与 α 受体结合后的效应以兴奋为主,如血管平滑肌收缩,血压升高;有孕子宫平滑肌收缩;瞳孔开大肌收缩瞳孔扩大等;但对小肠为抑制性效应,使小肠平滑肌舒张。酚妥拉明为 α 受体阻断剂,因此可以对抗去甲肾上腺素引起的血管收缩,使血压降低。

(2) β 受体:β 受体可分为 $β_1$、$β_2$ 和 $β_3$ 三种亚型。$β_1$ 受体主要分布在心肌细胞,与儿茶酚胺结合产生兴奋效应,如心率加快,心肌收缩力增强。$β_2$ 受体分布于呼吸道、胃肠道、子宫及许多血管平滑肌细胞上,与儿茶酚胺结合以抑制效应为主,即平滑肌舒张。$β_3$ 受体分布于脂肪细胞,效应是脂肪分解增强。普萘洛尔(心得安)是 β 受体阻断剂,对 $β_1$、$β_2$ 受体都有阻断作用。阿替洛尔是 $β_1$ 受体阻断剂,丁氧胺是 $β_2$ 受体阻断剂。

三、内脏活动的中枢调节

(一)脊髓对内脏活动的调节

脊髓是内脏反射活动的初级中枢,可完成血管运动、发汗、排尿、排便等反射,但这些

反射平时受高位中枢的控制。例如,脊髓离断的病人在脊休克过后,虽能发生排尿、排便反射,但反射不受意识控制,出现大小便失禁。

（二）低位脑干对内脏活动的调节

心血管、呼吸、消化等反射的基本中枢都在延髓,因此延髓有"生命中枢"之称。动物实验和临床实践中观察到,如果损伤延髓,呼吸、心跳等生命活动立即停止。此外,脑桥有呼吸调整中枢、角膜反射中枢,中脑是瞳孔对光反射中枢等。因此,临床上通过检查瞳孔对光反射来判断中脑的功能。

（三）下丘脑对内脏活动的调节

下丘脑是内脏活动的较高级中枢,与边缘系统、脑干网状结构及垂体之间保持着紧密的联系,共同调节内脏的活动,是内脏活动的一个整合中枢。下丘脑的调节涉及体温、摄食、水平衡、生物节律、情绪反应和内分泌活动等生理过程。

（四）大脑皮质对内脏活动的调节

大脑边缘叶及与其有密切关系的皮质和皮质下结构总称为边缘系统,它是调节内脏活动的高级中枢,可以调节呼吸、胃肠、瞳孔、膀胱等的活动,此外还与情绪、食欲、性欲、生殖、防御、学习和记忆等活动有密切关系。

第五节　脑的高级功能

 案例

病人女,36 岁。脑组织受损后语言功能出现障碍,能讲话、书写,也能看懂文字,可以听清别人的发音,但听不懂意思。

请问:1. 该病人发生了哪种语言障碍?

2. 该病人脑部损伤的部位是什么?

人的大脑除了能产生感觉、协调躯体运动和调节内脏活动外,还有一些更为复杂的高级功能,如思维、语言、学习和记忆、复杂的条件反射、睡眠等。

一、学习与记忆

学习和记忆是两个相互联系的神经活动过程。学习是指人和动物获得外界信息的过程;记忆是将获得的信息进行编码、储存和提取的过程。

（一）学习的形式

学习通常分为非联合型学习和联合型学习两大类。非联合型学习是一种简单的学习形式,刺激和反应之间不形成某种明确联系,只要单一重复的刺激即可产生。联合型学习是指两种不同刺激在时间上很接近地重复发生,最后在脑内逐渐形成联系。人类的学习方式多数是联合型学习,如条件反射的建立和消退。从这个意义上说,学习的过程实际上就是建立条件反射的过程。

(二)记忆的形式

根据记忆的储存和提取方式,可将记忆分为陈述性和非陈述性两类。陈述性记忆是指与特定的时间、地点和任务有关的事实或事件的记忆。日常所说的记忆,通常是指该种记忆。非陈述性记忆是指对规律性操作程序的记忆,是一种下意识的感知和反射,又称为反射性记忆。例如舞蹈等技巧性动作的完成依赖于非陈述性记忆。

根据记忆保留的时间长短,记忆可分为短时程记忆和长时程记忆。短时程记忆的特点是保存时间短,仅几秒到几分钟,容易受干扰,不稳定,记忆容量有限。长时程记忆的特点是保留时间长,可持续几分钟至数年。短时程记忆可向长时程记忆转化,促进转化的因素是反复运用和强化。

(三)人类记忆的过程与遗忘

1. 人类的记忆过程　人类的记忆过程可以分成四个阶段,即感觉性记忆、第一级记忆、第二级记忆和第三级记忆(图 10-14)。前两个阶段相当于上述的短时程记忆,后两个阶段相当于长时程记忆。感觉性记忆是指人体获得信息后在脑内感觉区内储存的阶段,时间一般不超过 1s。感觉性记忆信息如果经过加工处理,整合成新的连续的印象,就转入第一级记忆。第一级记忆的时间也很短暂,从数秒到数分钟,其大部分信息会迅速消退,只有少部分经过反复运用、强化学习,得以在第一级记忆中循环,并转入第二级记忆。第二级记忆持续时间可由数分钟至数年,其储存的信息可因先前的或后来的信息干扰而造成遗忘。有些特殊的记忆,如自己的名字和每天都在进行操作的手艺等,通过长年累月的反复运用则不易遗忘,它储存在第三级记忆中成为永久记忆。

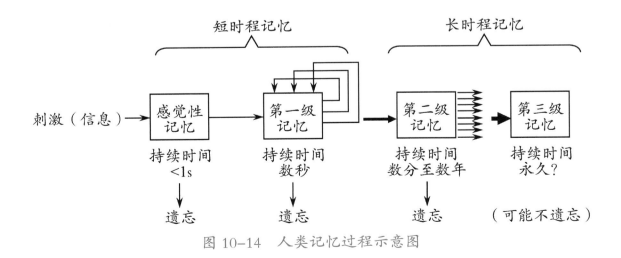

图 10-14　人类记忆过程示意图

2. 遗忘　遗忘是伴随学习和记忆的一种正常生理现象,指部分或全部丧失回忆和再认识的能力。遗忘在学习后就已经开始,最初遗忘的速率很快,以后逐渐减慢。遗忘并不意味着记忆痕迹的完全消失,因为复习已遗忘的信息或知识总比学习新的信息或知识容易。产生遗忘的原因一方面是条件刺激久不强化、久不复习所引起的消退抑制;另一方面是后来信息的干扰。

临床上把遗忘症分为两类,即顺行性遗忘症和逆行性遗忘症。不能保留新近获得的信息的称为顺行性遗忘症。所以病人易忘近事,而远的记忆仍存在。不能回忆脑功能障碍发生之前一段时间内的经历的称为逆行性遗忘症。一些非特异性脑疾患(如脑震荡、电击等)和麻醉均可引起本症。

二、大脑皮质活动的特征

(一)两种信号系统学说

人类条件反射的建立除可用现实具体的信号,如光、声、嗅、味、触等刺激外,也可用抽象的语言文字代替具体的信号。现实具体的信号称为第一信号,对第一信号发生反应的大脑皮质功能系统称为第一信号系统。抽象的语言文字称为第二信号,对第二信号发生反应的大脑皮质功能系统则称为第二信号系统,是人类特有的,也是人类区别于动物的主要特征。

人类可借助语言文字来表达思维,并进行抽象的思维。随着社会的发展,人类所特有的第二信号系统的作用越来越重要,语言、文字对人的心理和生理活动有着极为重要的影响,因此医务人员在治疗和护理病人时要运用好语言,以改善病人的心理状态,促进疾病痊愈。

(二)大脑皮质的语言中枢

在大脑皮质中有与语言活动有关的语言功能区(图10-15)。临床发现,人类大脑皮质某些区域损伤,可以导致语言功能障碍,主要包括:

1. 说话语言中枢　位于中央前回底部前方(即额下回后部),该区损伤引起运动性失语症。病人能看懂文字,听懂别人的谈话,发音器官正常,但不能用语言来口头表达自己的思想。

2. 书写语言中枢　位于额中回后部,该区损伤引起失写症。病人能听懂别人说话,看懂文字,自己也会说话,但不会书写,手部的其他运动正常。

3. 视觉语言中枢　位于角回,该区损伤引起失读症。病人能讲话,能书写,能听懂别人讲话,视觉功能良好,但看不懂文字的含义。

4. 听觉语言中枢　位于颞上回后部,该区损伤出现感觉性失语症。病人可以讲话、书写,也能看懂文字,能听到别人的谈话,但听不懂。

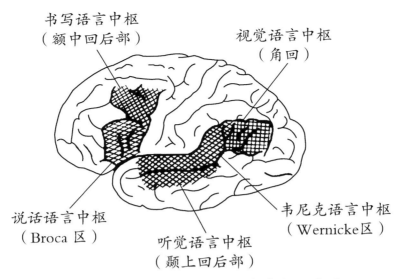

图 10-15　人类大脑皮质语言中枢示意图

（三）优势半球

人类两侧大脑半球的功能是不对等的。主要使用右手的成年人,左侧大脑皮质在语言功能上占优势,故称为优势半球。一侧优势现象虽与遗传有一定关系,但主要在后天生活实践中逐步形成,这与人类习惯使用右手有关。右侧半球也有其特殊的重要功能,它在非语言性的认知功能上占优势,如对空间的辨认、深度知觉、触－压觉认识、图像视觉认识、音乐欣赏分辨等。

三、大脑皮质的电活动

大脑皮质的神经元具有电活动。临床上使用脑电图机在头皮表面用导联电极记录并描记到的自发脑电活动波形,称为脑电图(EEG,图 10-16)。正常脑电图的波形不规则,依据频率的不同分为四种基本波形。

1. α 波　频率为 8~13 次 /s,波幅为 20~100 μV。正常成人在清醒、安静、闭目时出现。波形常由小逐渐变大,再由大变小,如此反复形成梭形波,每一梭形持续的时间为 1~2 秒。α 波在枕叶最为显著。睁开眼睛或接受其他刺激时,α 波立即消失转为 β 波,这一现象称为 α 波阻断。再次安静、闭目时,α 波又重现。

2. β 波　频率为 14~30 次 /s,波幅为 5~20 μV。睁开眼睛或接受其他刺激时出现,在额叶、顶叶比较明显。β 波是大脑皮质兴奋时出现的主要波形。

3. θ 波　频率为 4~7 次 /s,波幅为 100~150 μV。一般在困倦、缺氧或深度麻醉时出现。

4. δ 波　频率为 0.5~3 次 /s,波幅为 20~200 μV。正常成人在清醒期间见不到 δ 波,但在睡眠期间可以出现。婴儿常可见到 δ 波。成人缺氧或深度麻醉时亦可出现 δ 波。

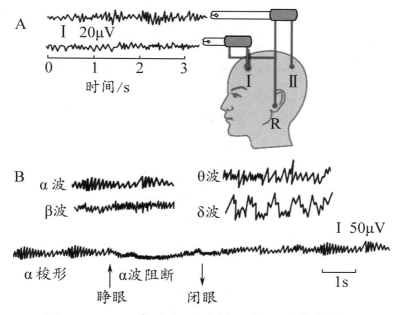

图 10-16　正常脑电图的描记和几种基本波形

A. 脑电图描记方法：参考电极放置在耳郭（R）上，由额叶电极（Ⅰ）导出的脑电波振幅低，由枕叶电极（Ⅱ）导出的脑电波振幅高，频率较慢；B. 正常脑电图的基本波形。

脑电图对某些疾病如癫痫、脑炎、颅内占位性病变等有一定的诊断意义，尤其是癫痫病人 EEG 可出现异常波形，因此 EEG 对癫痫病人有较重要的诊断价值。

四、觉醒与睡眠

觉醒与睡眠是人体正常生活中必不可少的两个生理过程。人类觉醒时从事各种体力和脑力活动，对环境变化随时做出适应性反应。睡眠时，体力和脑力得到恢复。正常人每天睡眠所需的时间依年龄、个体而有所不同。一般成年人每天需 7~9h，儿童睡眠时间比成人长，新生儿可达 18~20h，而老年人睡眠时间则较短。

睡眠时，机体的感觉功能减退，肌紧张减弱，并伴有一系列自主神经功能的改变，如心率减慢、血压下降、呼吸变慢、代谢率降低等，这些变化随着觉醒又能迅速恢复。根据睡眠时脑电图波形和生理功能变化特点，将睡眠分为慢波睡眠和快波睡眠两种时相。

1. 慢波睡眠（正相睡眠）　此期脑电波呈现同步化慢波的时相，称为慢波睡眠（slow wave sleep，SWS）。慢波睡眠期间人的嗅、视、听、触等感觉功能暂时减退，骨骼肌反射减弱，伴有一系列自主神经功能的改变，如瞳孔缩小、心率减慢、血压下降、体温下降、呼吸变慢、尿量减少、胃液分泌增多、唾液分泌减少、发汗功能增强等。此期生长激素分泌明显增多，有利于促进生长和体力恢复。

2. 快波睡眠（异相睡眠）　此期脑电波为去同步化快波而称为快波睡眠（fast wave sleep，FWS），又称快速眼球运动睡眠。人体的各种感觉功能进一步减退，以致唤醒阈提高;骨骼肌反射进一步减弱,肌肉几乎完全松弛,睡眠更深,但会有部分肢体抽动和快速眼球转动;内脏功能出现如心率加快、血压升高、呼吸阵发性加快等不规则波动,并出现梦境等。在快波睡眠期间若被唤醒,80% 左右的人会诉说正在做梦。此期脑血流量增加,脑细胞蛋白质合成增加,有利于婴幼儿神经系统和智力发育,促进精力恢复,增强记忆力。快波睡眠期间会出现间断的阵发性表现,可能与某些疾病如心绞痛、哮喘、阻塞性肺气肿等在夜间发作有关。

在睡眠期间,慢波睡眠与快波睡眠交替出现,成人睡眠一开始首先进入慢波睡眠,慢波睡眠持续 80~120min 后转入快波睡眠;快波睡眠持续 20~30min 后又转入慢波睡眠。整个睡眠期间,如此反复转化 4~5 次,越接近睡眠后期,快波睡眠持续时间越长。正常情况下,慢波睡眠和快波睡眠均可直接转为觉醒状态,但觉醒状态下只能进入慢波睡眠,而不能直接进入快波睡眠。

本章小结 神经系统是人体最重要的调节系统。神经元是神经系统的基本结构与功能单位,神经元之间进行信息传递的部位是突触。机体各种感觉大部分经脊髓上行到丘脑更换神经元后,以特异性与非特异性的投射方式投向大脑皮质,并产生特定感觉。内脏痛时,常伴有牵涉痛。躯体运动受到脊髓、脑干和大脑皮质的三级控制以及脊髓、脑干、基底神经节、小脑和大脑皮质的调节。内脏器官的活动,主要受自主神经系统的调节,包括交感神经和副交感神经两部分,它对内脏活动的调节是通过释放递质与效应器的受体结合而发挥作用的。人的大脑具有语言、学习和记忆、复杂的条件反射、睡眠等高级功能,脑电图机可记录并描记出大脑活动时的脑电活动波形。

(王　平)

 目标测试

一、名词解释

1. 突触　　　　2. 兴奋性突触后电位　　　3. 抑制性突触后电位

4. 神经递质　　5. 牵涉痛　　　　　　　　6. 牵张反射

7. 腱反射　　　8. 肌紧张　　　　　　　　9. 脊休克

10. 去大脑强直

二、问答题

1. 简述突触传递的过程。

2. 简述突触传递兴奋的特征。

3. 列表说出丘脑特异性和非特异性投射系统的区别。

4. 试述牵张反射的概念、类型及生理意义。

5. 何谓去大脑强直？其产生机制如何？

6. 列表说出交感和副交感神经对各系统器官的调节。

7. 何谓胆碱能纤维,哪些神经纤维属于胆碱能纤维？

8. 何谓肾上腺素能纤维,哪些神经纤维属于肾上腺素能纤维？

三、选择题

1. 神经细胞兴奋时,首先产生动作电位的部位是（   ）

   A. 胞体   B. 树突   C. 轴突

   D. 轴突末梢   E. 轴突始段

2. 神经冲动抵达末梢时,引起递质释放主要依赖于哪种离子的作用（   ）

   A. Na^+ B. Ca^{2+} C. K^+

   D. Cl^- E. Mg^{2+}

3. 兴奋性突触后电位的产生是由于突触后膜主要提高了下列哪种离子的通透性（   ）

   A. Na^+ B. Ca^{2+} C. K^+

   D. Cl^- E. Mg^{2+}

4. 抑制性突触后电位的产生,是由于突触后膜对下列哪种离子通透性的增加（   ）

   A. Na^+ B. Ca^{2+} C. K^+

   D. Cl^- E. Mg^{2+}

5. 中枢神经系统内,兴奋传递的特征**不包括**（   ）

   A. 单向传递   B. 中枢延搁

   C. 兴奋节律不变   D. 总和

   E. 易受药物等因素的影响

6. 特异性投射系统的主要功能是（   ）

   A. 引起特定感觉并激发大脑皮质发出神经冲动

   B. 调节内脏功能

   C. 激发大脑皮质细胞兴奋性

   D. 维持觉醒

   E. 协调随意运动

7. 体表感觉的大脑皮质投射区主要分布在（   ）

   A. 中央前回   B. 中央后回   C. 枕叶皮质

   D. 边缘系统   E. 颞叶皮质

8. 对痛觉叙述**错误**的是（   ）

   A. 痛觉是一种复杂的感觉,常伴有不愉快的情绪活动和防卫反应

   B. 痛觉感受器是游离神经末梢

C. 内脏痛对机械性牵拉、痉挛、炎症等刺激不敏感

D. 内脏痛定位模糊,对刺激分辨不清

E. 内脏病变可引起牵涉痛

9. 维持躯体姿势最基本的反射活动是( )

    A. 腱反射　　　　　　　　B. 肌紧张　　　　　　　　C. 对侧伸肌反射

    D. 屈肌反射　　　　　　　E. 跟腱反射

10. 在中脑上、下丘之间切断动物脑干,可出现( )

    A. 肢体痉挛麻痹　　　　　B. 脊髓休克　　　　　　　C. 去皮质强直

    D. 去大脑强直　　　　　　E. 肌张力消失

11. 副交感神经节后纤维释放的递质是( )

    A. 乙酰胆碱　　　　　　　B. 去甲肾上腺素　　　　　C. 5-羟色胺

    D. 多巴胺　　　　　　　　E. 肾上腺素

12. 关于胆碱能纤维**不正确**的叙述是( )

    A. 其末梢释放的递质都是乙酰胆碱

    B. 它包括所有的交感神经节前纤维

    C. 副交感神经和交感神经都属于胆碱能纤维

    D. 它包括所有的交感神经节后纤维

    E. 躯体运动神经属于胆碱能纤维

13. 对胆碱能受体**不正确**的叙述为( )

    A. 分为 M 受体和 N 受体两种类型

    B. 阿托品是 M 受体的阻断剂

    C. 筒箭毒碱是 N 受体的阻断剂

    D. M 受体激活可产生副交感神经兴奋的效应

    E. N_2 受体分布于自主神经节突触后膜上

14. 大脑皮质处于紧张活动时脑电活动主要表现为( )

    A. δ 波　　　　　　　　　B. κ-复合波　　　　　　　C. α 波

    D. β 波　　　　　　　　　E. θ 波

第十一章 | 内 分 泌

11章 数字资源

学习目标

1. 掌握：激素的概念，腺垂体激素和神经垂体激素的生理作用，甲状腺激素、肾上腺皮质激素和胰岛素的生理作用。
2. 熟悉：激素的分类及作用特征。
3. 了解：下丘脑和垂体的功能联系，肾上腺髓质激素和胰高血糖素的生理作用，甲状腺激素、肾上腺皮质激素和胰岛素分泌的调节。

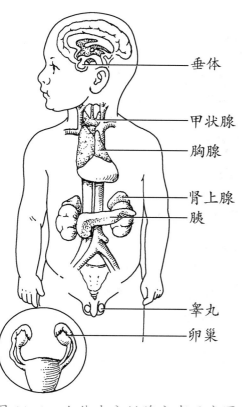

垂体

甲状腺

胸腺

肾上腺

胰

睾丸

卵巢

图 11-1 人体内分泌腺分布示意图

第一节 概 述

相对于外分泌而言，内分泌（endocrine）是指腺细胞不需要导管，分泌物直接排至细胞周围，即内环境中。内分泌细胞集中分布的特殊器官称为内分泌腺（endocrine gland），人体的内分泌腺主要有垂体、松果体、甲状腺、甲状旁腺和肾上腺等，性腺和胰岛中内分泌细胞分布较为聚集，在心房、肾、肺、消化道等许多脏器内，还有许多种散在的内分泌细胞。内分泌腺、聚集或散在的内分泌细胞共同构成内分泌系统（endocrine system）（图 11-1）。由内分泌细胞分泌的高效能的生物活性物质，称为激素

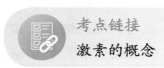

考点链接
激素的概念

167

（hormone）。激素通过组织液、血液或淋巴循环进行运输，选择性作用于靶细胞、靶组织或靶器官，发挥体液调节作用。

一、激素的分类及作用特征

（一）激素的分类
根据激素的化学性质不同，将激素主要分为以下两类（表 11-1）。

表 11-1　人体主要内分泌腺分泌的激素

来源	激素名称	缩写	性质	主要靶器官
腺垂体	促黑激素	MSH	肽类	皮肤
	生长激素	GH	肽类	骨、肌肉、内脏
	催乳素	PRL	肽类	乳腺
	促甲状腺激素	TSH	蛋白质类	甲状腺
	促肾上腺皮质激素	ACTH	蛋白质类	肾上腺皮质
	卵泡刺激素/间质细胞刺激素	FSH	蛋白质类	卵巢/睾丸
	黄体生成素/精子生成素	LH	蛋白质类	卵巢/睾丸
甲状腺	甲状腺素（四碘甲腺原氨酸）	T_4	胺类	全身多种组织
	三碘甲腺原氨酸	T_3	胺类	全身多种组织
	降钙素	CT	肽类	骨、肾等
甲状旁腺	甲状旁腺激素	PTH	肽类	骨、肾等
胰岛	胰岛素		蛋白质类	全身多种组织
	胰高血糖素		肽类	全身多种组织
肾上腺皮质	醛固酮		类固醇	肾
	糖皮质激素	GL	类固醇	多种组织
肾上腺髓质	肾上腺素	E	胺类	心、血管等多种组织
	去甲肾上腺素	NE	胺类	心、血管等多种组织
睾丸	雄激素（睾酮）	T	类固醇	男性生殖器官等
卵巢	雌激素（雌二醇、雌三醇）	$E_2、E_3$	类固醇	女性生殖器官等
	孕激素（孕酮）	P	类固醇	女性生殖器官等
胎盘	人绒毛膜促性腺素	hCG	肽类	卵巢等
	人绒毛膜促生长素	hCL	肽类	母体、胎儿

1. 含氮类激素　这类激素是以氨基酸为主要原料合成的,包括胺类激素、肽类激素和蛋白类激素。这类激素亲水性强,易被消化酶水解失活,作为药物使用时,除甲状腺素(T_4)外,都不宜口服。

2. 类固醇激素　这类激素的合成以胆固醇为前体,包括肾上腺皮质激素和性腺激素。这类激素脂溶性强,且边合成边释放,在细胞内不储存;作为药物可以口服。

（二）激素的作用特征

尽管人体内的激素种类繁多,作用复杂,但仍具有共同的作用特征。

1. 信使作用　激素作为内分泌细胞与靶细胞之间的"信使",能将调节信息及时传递给靶细胞,使其原有的生理活动发生适应性改变,即信息传递作用。

2. 特异性　激素经体液运输到全身各个部位,选择性地对靶细胞的生理功能进行调节,这种选择性称为特异性。激素作用的特异性是相对的。有些激素的作用范围很大,如甲状腺激素几乎对全身的组织细胞都有调节作用;有些激素特异性很强,只针对一种靶细胞,如腺垂体分泌的促甲状腺激素只对甲状腺滤泡细胞的活动进行调节。

3. 高效性　激素是高效能的生物活性物质。在生理状态下,激素的血浆浓度很低,一般在 nmol/L 或 pmol/L 数量级。但每一种激素的作用都很显著,且不可互相替代。临床上内分泌腺分泌的激素稍有增多或不足,便会引起该激素的功能明显异常,称为该内分泌腺的功能亢进或减退。

4. 相互作用　人体内各种激素的作用可以相互影响,主要表现如下。①协同作用:两种或两种以上的激素在某一方面的作用方向一致,如生长激素、糖皮质激素和胰高血糖素能协同升高血糖;②拮抗作用:即两种激素的某些作用相反,如胰高血糖素促进糖原分解,升高血糖,而胰岛素能促进糖原合成,降低血糖;③允许作用:是指某激素的存在是其他激素发挥某种作用的必要基础,例如去甲肾上腺素发挥缩血管作用,依赖糖皮质激素的存在;生长激素依赖甲状腺激素的存在才能发挥促生长作用。

二、激素的作用机制

激素被血液或组织液运至靶器官或组织后,首先与靶细胞的相应受体结合,然后诱导激活细胞内信号转导机制,才能产生生理效应。激素的性质不同,作用机制也不同。

（一）含氮类激素作用机制——第二信使学说

含氮类激素属于水溶性激素,不易穿越细胞膜(图 11-2)。当这类激素运输至靶细胞时,在与细胞膜受体发生特异性结合后,相继激活细胞膜上的鸟苷酸结合蛋白(G 蛋白)和腺苷酸环化酶(AC),在 Mg^{2+} 参与下,AC 使细胞内的 ATP 转化为环磷酸腺苷(cAMP)。cAMP 再激活细胞内的无活性的蛋白激酶系统,使蛋白质磷酸化,继而引起细胞内特有的生理效应,如细胞膜通透性改变、膜电位改变、腺细胞分泌或肌细胞收缩等。cAMP 发挥作用后,即被细胞内的磷酸二酯酶水解为 5'-AMP 失活。

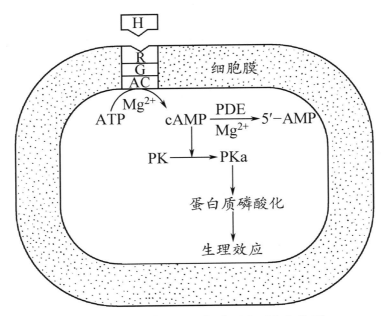

图 11-2 含氮类激素作用机制示意图

H:激素;R:受体;AC:腺苷酸环化酶;PDE:磷酸二酯酶;

PK:蛋白激酶;PKa:活化蛋白激酶;cAMP:环磷酸腺苷;G:鸟苷酸调节蛋白。

上述活动可以大致分为两步:第一步是激素将内分泌细胞的调节信息传递给靶细胞,因此激素被称为第一信使;第二步是 cAMP 将调节信息由细胞膜传递到细胞内部,引起细胞的生理效应,因此 cAMP 被称为第二信使。

除了 cAMP 外,环磷酸鸟苷(cGMP)、Ca^{2+}、三磷酸肌醇(IP_3)、二磷酸甘油(DG)以及前列腺素也常作为第二信使。

(二)类固醇激素作用机制——基因表达学说

类固醇激素分子小、脂溶性强,进入细胞与细胞内受体结合,通过影响基因的表达而发挥作用(图 11-3)。

类固醇激素进入细胞后,首先与胞浆受体发生特异性结合,形成的激素 – 胞浆受体复合物获得进入细胞核的能力;进入细胞核的激素再与核受体形成激素 – 核受体复合物,并结合在染色体的特异位点上,启动或抑制该部位的 DNA 转录,进而促进或抑制 mRNA 的合成,结果是某种酶蛋白的合成量发生变化而引起相应的生理效应。

综上所述,含氮类激素主要经膜受体介导,通过"第二信使学说"发挥调节作用,类固醇激素主要以"基因表达学说"发挥调节作用,但这也并不是绝对的。如甲状腺激素属于含氮类激素,也可以进入细胞内通过调节基因表达而发挥作用;再如雌激素属于类固醇激素,也通过膜受体介导发挥作用。总之,激素的作用机制错综复杂,人们对激素的作用会随着新的发现而产生新的认识。

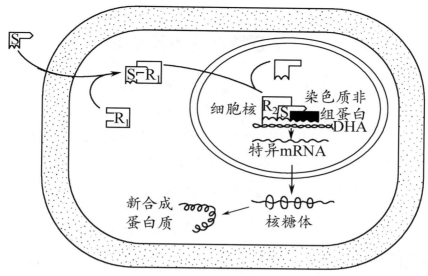

图 11-3　类固醇激素作用机制示意图
S: 激素; R_1: 胞质受体; R_2: 核受体。

第二节　下丘脑与垂体

　　下丘脑位于间脑基底部,向下借垂体柄与垂体相连。垂体位于颅底蝶鞍的垂体窝内,按结构与功能不同,分为腺垂体和神经垂体两部分。下丘脑与垂体之间既通过血液循环(垂体门脉系统)相联系,又存在着结构与功能上的密切联系,与腺垂体和神经垂体分别形成下丘脑-腺垂体系统和下丘脑-神经垂体系统(图 11-4)。

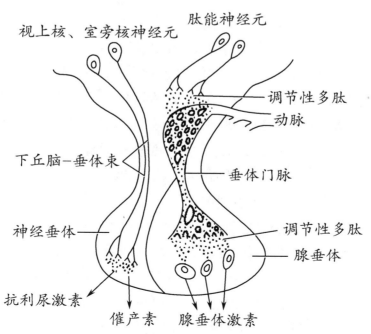

图 11-4　下丘脑与垂体结构功能联系示意图

一、下丘脑的内分泌功能

下丘脑基底部含有许多肽能神经元,它们可以将来自脑干、大脑等部位的神经信息转变为"肽类激素"信息,形成以下丘脑为"枢纽"的神经－体液调节系统,即下丘脑－腺垂体系统。这些肽能神经元分泌的肽类激素,通过下丘脑与垂体之间的毛细血管(即垂体门脉系统)运输至腺垂体,调节腺垂体的分泌活动,因此下丘脑的这些神经元称为"促垂体区",分泌的肽类激素被称为下丘脑调节肽(HRP),主要有以下9种(表11-2)。

表 11-2 下丘脑调节肽及其生理作用

名称	英文缩写	靶腺	生理作用
促黑激素释放因子	MRF		促进腺垂体分泌促黑激素
促黑激素释放抑制因子	MIF		抑制腺垂体分泌促黑激素
生长激素释放激素	GHRH		促进腺垂体分泌生长激素
生长激素释放抑制激素	GHIH		抑制腺垂体分泌生长激素
催乳素释放激素	PRH	腺垂体	促进腺垂体分泌催乳素
催乳素释放抑制激素	PIH		抑制腺垂体分泌催乳素
促甲状腺激素释放激素	TRH		促进腺垂体分泌促甲状腺激素
促肾上腺皮质激素释放激素	CRH		促进腺垂体分泌促肾上腺皮质激素
促性腺素释放激素	GnRH		促进腺垂体分泌促性腺激素

二、腺 垂 体

腺垂体是由腺上皮细胞组成的腺组织,分泌的激素主要有以下7种。

1. 黑色素细胞刺激素(MSH) 也称促黑激素。该激素可以促进皮肤和虹膜等处的黑色素细胞合成黑色素,使皮肤、毛发和虹膜的颜色变深。下丘脑MRF促进腺垂体分泌MSH,MIF抑制腺垂体分泌MSH。MSH对腺垂体自身分泌也有反馈抑制作用。

2. 生长激素(growth hormone,GH) 生长激素属于蛋白类激素,是腺垂体中含量最大、分泌量最大的激素,并具有明显的种属特异性,除猴的生长激素外,其余动物的生长激素对人是无效的。生长激素的主要生理作用是促进体格生长,调节物质代谢。

(1)促进体格生长:生长激素能促进全身的各种组织器官的生长发育,特别是对骨骼、肌肉和内脏器官的作用尤为显著,因此又称躯体刺激素。如果人在婴幼儿时期缺乏生长激素,则生长迟缓甚至停滞,最终身材矮小,但智力发育不受明显影响,称为侏儒症;相反,在婴幼儿时期或生长阶段如果生长激素分泌过多,则生长过度,身材高大,称为巨人症;若成人生长激素分泌过多,则因骨骺钙化闭合,长骨不再生长,只能刺激手足短骨和颜面骨以及软组织过度生长,出现手足粗大、鼻大唇厚、下颌突出和内脏器官肥大等表现,称为肢端肥大症。

（2）调节物质代谢：生长激素对蛋白质、糖类和脂类的代谢均有调节作用。GH 能加速氨基酸进入细胞，促进细胞 DNA、RNA 和蛋白质的合成；促进脂肪分解，加速脂肪酸氧化；抑制组织细胞对葡萄糖的摄取和利用，升高血糖。因此生长激素分泌过多时血糖升高，引起垂体性糖尿。

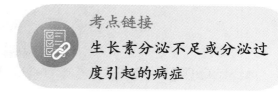

生长激素主要接受下丘脑 GHRH 和 GHIH 的双重调节，GHRH 促进生长激素分泌，GHIH 则抑制生长激素分泌。一般情况下，GHRH 的作用占优势，GHIH 只是在应激状态下，生长激素分泌过多时发挥抑制作用。

人在觉醒状态下，GH 分泌很少，进入慢波睡眠期间生长激素分泌明显增多，入睡后 1h 左右，血中 GH 浓度达到高峰，转入快波睡眠后，GH 分泌减少，这种现象在青春期尤为显著。

3. 催乳素（PRL） 也称生乳素，其功能是促进乳腺发育，启动和维持发育成熟的乳腺泌乳。

4. 促靶腺激素 腺垂体分泌的、分别针对甲状腺、肾上腺皮质和性腺这几个靶腺的促激素，分别称为促甲状腺激素、促肾上腺皮质激素和促性腺激素。

（1）促甲状腺激素（TSH）：促进甲状腺滤泡细胞增生，合成和分泌甲状腺激素。

（2）促肾上腺皮质激素（ACTH）：促进肾上腺皮质细胞增生，合成和分泌糖皮质激素。

（3）促性腺激素：包括卵泡刺激素（FSH）和黄体生成素（LH）（详见第十二章）。

腺垂体分泌促激素的活动，直接接受下丘脑的调节，也受靶腺激素的反馈性调节，共同形成下丘脑 – 腺垂体 – 靶腺轴，来维持靶腺激素分泌的相对稳定（图 11–5）。

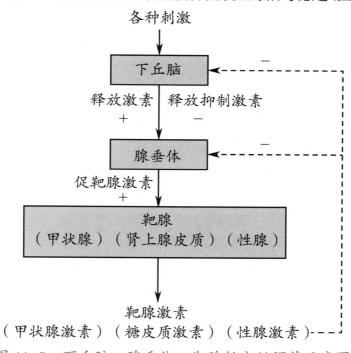

图 11–5　下丘脑 – 腺垂体 – 靶腺轴分泌调节示意图

三、神 经 垂 体

神经垂体属于神经组织,不具有合成激素的功能。下丘脑视上核和室旁核分泌神经元的轴突组成下丘脑 – 神经垂体束,一直延伸到神经垂体,将视上核和室旁核合成的抗利尿激素和缩宫素经轴浆运输至神经垂体储存,在适当的时候释放入血。

1. 抗利尿激素(ADH) 生理分泌量时,抗利尿激素随血流作用于肾脏,提高远曲小管和集合管对水的通透性,使水的重吸收增加,尿量减少,尿液浓缩(详见第八章)。大剂量使用时,该激素能使全身小动脉、微动脉甚至于小静脉强烈收缩,外周阻力增大,血压升高,故又称血管升压素(vasopressin,VP)。在人体出现大失血等情况时,血中该激素浓度明显升高,才具有缩血管作用。临床上常在内脏出血时用来止血。

2. 缩宫素(OXT) 又称催产素。缩宫素的化学结构与抗利尿激素类似,两者的作用具有一定程度的交叉性。缩宫素的主要靶器官是子宫和乳腺。

(1) 对子宫的作用:缩宫素对子宫平滑肌的作用与其功能状态有关,对非孕子宫作用微弱,对妊娠子宫作用较强。雌激素能提高子宫肌对缩宫素的敏感性。妊娠末期,子宫颈和阴道受到胎头的扩张性刺激,反射性引起缩宫素的释放,引起妊娠子宫平滑肌收缩。临床上常使用缩宫素来诱导分娩、预防和治疗产后出血。

(2) 对乳腺的作用:缩宫素可使乳腺导管的肌上皮细胞收缩,促使具有泌乳功能的乳腺排出乳汁。婴儿吸吮乳头的刺激可以反射性引起缩宫素释放,促使乳汁排出,称射乳反射。母亲看见婴儿、抚摸婴儿或听见婴儿哭声,也会引起条件反射性射乳反射,惊恐、焦虑等因素则会抑制射乳反射。

第三节 甲 状 腺

甲状腺是人体最大的内分泌腺。甲状腺滤泡细胞能合成甲状腺激素,滤泡细胞围成的滤泡腔就是甲状腺激素的储存库。合成甲状腺激素的原料是碘和酪氨酸。碘主要来自食物。血液中的甲状腺激素主要是三碘甲腺原氨酸(T_3)和四碘甲腺原氨酸(T_4)。其中,T_4 又称甲状腺素,约占总量的 90%;T_3 含量少,但其生物活性约为 T_4 的 5 倍。

一、甲状腺激素的生理作用

甲状腺激素的作用非常广泛,几乎对全身的各组织细胞均有影响。甲状腺激素的生理作用主要是促进新陈代谢和生长发育。

(一)促进新陈代谢

1. 提高能量代谢水平 甲状腺激素具有显著的生热效应,可提高机体的耗氧量。甲状腺激素能促进机体绝大多数器官、组织的代谢活动,提高组织的耗氧量和产热量,因而使基础代谢率明显升高。1mg 甲状腺激素能使机体产热量增加 4 200kJ,基础代谢率提高 28%。因此测定基础代谢率可作为衡量甲状腺功能的参考指标。

2. 调节物质代谢 ①糖代谢:甲状腺激素能加速小肠黏膜对葡萄糖的吸收,促进肝糖原分解和糖异生,使血糖升高;同时又能促进外周组织对糖的利用,使血糖降低;总体而言,升高血糖的效应略强一些。②脂代谢:甲状腺激素能促进脂肪分解,促进脂肪酸氧化,释放大量的热能;能加速胆固醇合成与转化,且转化效应强于合成效应,使血胆固醇降低。③蛋白质代谢:生理量的甲状腺激素促进组织细胞蛋白质合成,有利于机体生长发育。当甲状腺激素分泌不足时,组织细胞蛋白质合成不足,细胞间质的黏蛋白积聚且结合大量正离子和水分子,引起黏液性水肿。当甲状腺激素分泌过多时,蛋白质分解明显加强,尤其是肌肉和骨骼蛋白质大量分解,出现肌肉收缩无力和骨质疏松。

（二）促进生长发育

甲状腺激素能促进机体生长发育,尤其对神经组织和骨组织作用显著,因此对智力发育的影响最为显著。此外,甲状腺激素对生长

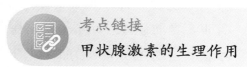

激素的促生长具有允许作用。因此,先天性甲状腺发育不全或甲状腺激素分泌不足的婴幼儿,出生时身长可基本正常,但脑的发育已经受到了不同程度的影响。在出生后数周至 3~4 个月后才显现出智力低下和长骨生长停滞,临床上称为克汀病(cretinism),也称呆小病。

（三）对器官系统的作用

1. 对神经系统的作用 甲状腺激素不仅能促进胚胎期神经系统的发育,还能通过允许作用提高儿茶酚胺对神经系统的兴奋作用,使中枢神经系统兴奋性提高,表现为交感神经系统功能亢进。

2. 对心血管系统的作用 甲状腺激素促进心肌细胞肌质网释放 Ca^{2+},使心率加快、心肌收缩力加强,心排血量增加,收缩压升高。甲状腺激素能提高组织的产热量而引起外周血管舒张,外周阻力下降,故舒张压降低,脉压增大。

3. 对消化系统的作用 甲状腺激素能促进胃肠平滑肌收缩,蠕动加快;提高小肠黏膜的吸收能力,并且能提高食欲。

二、甲状腺激素分泌的调节

（一）下丘脑－腺垂体－甲状腺轴

甲状腺激素的分泌主要受下丘脑－腺垂体－甲状腺轴的调节(图 11-6)。下丘脑分泌的 TRH,能促进腺垂体合成和释放 TSH,TSH 刺激甲状腺滤泡细胞增生、合成与分泌甲状腺激素。当血液中游离的甲状腺激素浓度达到一定水平时,负反馈抑制 TSH 和

TRH 的分泌,维持血液中甲状腺激素含量的相对稳定。

当食物中长期缺碘造成甲状腺激素合成分泌不足时,对腺垂体和下丘脑的负反馈抑制作用减弱,腺垂体 TSH 的分泌量就会增多,刺激甲状腺滤泡增生,导致单纯性甲状腺肿大。

(二)自身调节

甲状腺可根据血碘水平调节摄碘能力和合成甲状腺激素的能力。当食物中碘供应不足使血碘水平降低时,甲状腺滤泡细胞的摄碘能力就会增强,甲状腺激素的合成也会增加。当血碘水平升高,初期甲状腺激素合成会有所增加,但当血碘水平升高超过一定限度后,甲状腺激素的合成在维持一段时间的高水平后明显下降。高血碘还可以抑制甲状腺分泌激素的能力。但若持续加大碘供应量,抑制 T_3 和 T_4 合成的效应会消失,激素的合成反而增加,即碘阻断脱逸现象。

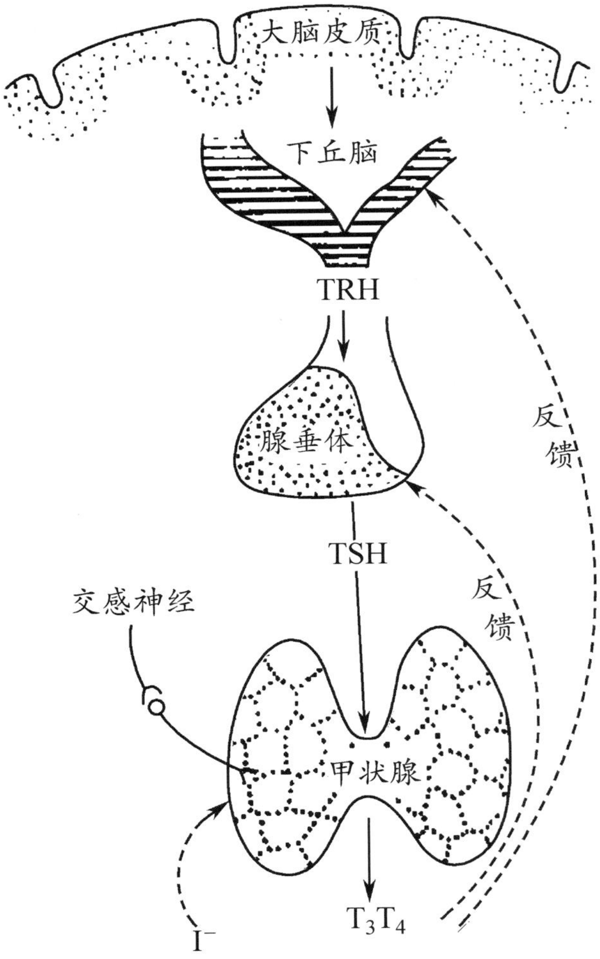

(三)神经调节

甲状腺内分布有交感神经和副交感神经末梢。当内外环境急剧变化时,交感神经兴奋性提高,会引起甲状腺激素分泌增多,副交感神经在甲状腺激素分泌过多时发挥抑制作用。

图 11-6　下丘脑－腺垂体－甲状腺轴的调节
TRH: 促甲状腺激素释放激素;
TSH: 促甲状腺激素;
→表示促进;┈→表示抑制。

第四节　肾　上　腺

肾上腺位于肾上方,左右各一。肾上腺实质分为皮质和髓质两部分。皮质和髓质在胚胎发生、形态结构和激素分泌等方面截然不同,但在功能上存在着一定的联系。

一、肾上腺皮质激素

肾上腺皮质位于肾上腺浅层,占肾上腺体积的 80%~90%,根据细胞形态及排列方式不同,由表及里依次被分为球状带、束状带和网状带。球状带细胞分泌盐皮质激素,代表物为醛固酮。束状带细胞分泌糖皮质激素,代表物为皮质醇。网状带细胞分泌雄激素(脱氢表雄酮)和少量的雌激素(雌二醇)。

盐皮质激素的作用详见第八章内容,性激素的作用详见第十二章内容。本节主要介绍糖皮质激素。

（一）糖皮质激素的生理作用

糖皮质激素的作用广泛,机制复杂,是调节人体物质代谢的重要激素;当人体处于应激状态下时,对于提高机体的耐受力尤为重要。

1. 调节物质代谢

(1) 糖代谢:糖皮质激素因能显著升高血糖而得名。糖皮质激素能促进糖异生,并抑制外周组织(除心和脑以外)对葡萄糖的摄取利用,使血糖升高。

(2) 脂代谢:糖皮质激素促进脂肪分解和脂肪酸氧化。糖皮质激素对人体不同部位细胞的脂肪代谢的调节存在差异,尤其在糖皮质激素分泌增多时,促进四肢脂肪分解,头颈部和躯干脂肪合成增加,造成脂肪分布异常,出现"向中性肥胖"。

(3) 蛋白质代谢:糖皮质激素能促进肝外组织,尤其是肌肉、骨骼和皮肤的蛋白质分解,抑制蛋白质合成;同时又促进肝脏蛋白质合成,使血浆蛋白增多。因此,糖皮质激素过量分泌或长期大量使用,会引起肌肉无力、骨质疏松、皮肤及皮下组织变薄等变化。

(4) 水盐代谢:糖皮质激素有较弱的类醛固酮的作用,即保钠排钾。

2. 对各器官组织的作用　糖皮质激素对许多组织和器官产生不同的作用。

(1) 神经系统:糖皮质激素能提高中枢神经系统的兴奋性,还能改变人的认知和行为。当糖皮质激素分泌过多时,会出现失眠、烦躁不安及注意力不集中等表现。

(2) 血液:糖皮质激素能增强骨髓的造血功能,动员附着在血管壁上的中性粒细胞加入血流,使血液中红细胞、血小板和中性粒细胞增多;促进巨噬细胞对嗜酸性粒细胞和嗜碱性粒细胞的吞噬,抑制淋巴细胞 DNA 的合成和分裂,使嗜酸性粒细胞、嗜碱性粒细胞和淋巴细胞减少。

(3) 循环系统:糖皮质激素能提高血管平滑肌对儿茶酚胺的敏感性,产生缩血管效应以维持血压;能降低毛细血管壁的通透性以维持血容量;还能增强心肌收缩力。

(4) 消化系统:糖皮质激素能加速胃黏膜细胞脱落,促进胃酸和胃蛋白酶原的分泌,降低胃黏膜的自身保护和修复能力。因此长期大量使用糖皮质激素或强烈持久的应激性刺激,可诱发溃疡或使溃疡加剧。

3. 参与应激反应　当人体遭遇内外环境的各种刺激,如创伤、手术、疼痛、感染、饥饿、寒冷、焦虑或精神紧张等刺激,下丘脑－腺垂体－肾上腺皮质轴的活动会显著加强,ACTH 和糖皮质激素分泌大量增加,机体将产生一系列非特异性反应,对这些刺激的耐受力明显提高,这些反应称为应激反应(stress reaction)。

大剂量的糖皮质激素还具有抗炎、抗过敏、抗休克和免疫抑制作用。因此糖皮质激素的临床应用非常广泛。

（二）糖皮质激素分泌的调节

糖皮质激素的分泌主要受下丘脑－腺垂体－肾上腺皮质轴的调节。下丘脑分泌促肾上腺皮质激素释放激素（CRH），刺激腺垂体分泌促肾上腺皮质激素（ACTH），ACTH 刺激肾上腺皮质细胞增生，合成分泌糖皮质激素。血液中的糖皮质激素可以负反馈性抑制下丘脑和腺垂体分泌 CRH 和 ACTH，ACTH 对下丘脑 CRH 的分泌也有负反馈抑制作用，共同维持体内糖皮质激素水平的相对稳定（图 11-7）。

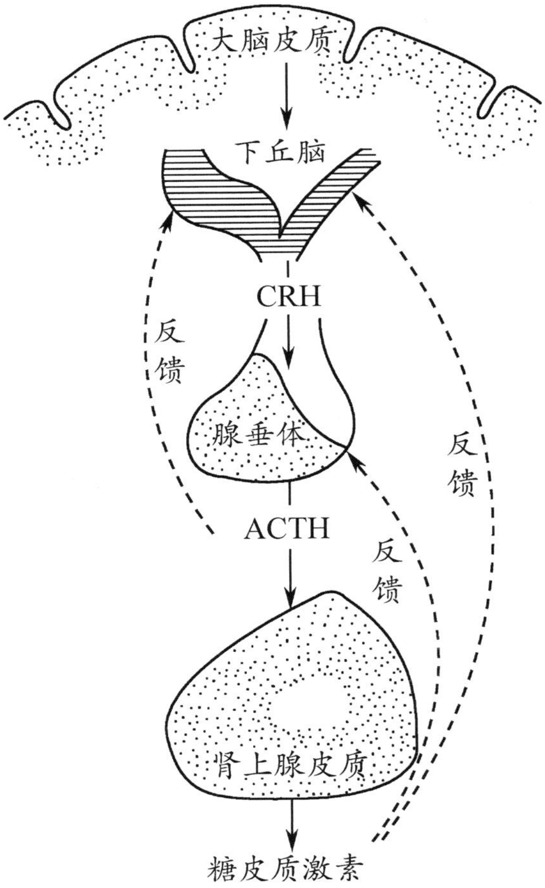

受下丘脑生物钟的控制，CRH 的释放呈日周期节律性波动，ACTH 和糖皮质激素的分泌也呈现日周期性节律，一般糖皮质激素在早晨 8 时左右分泌量最高。需要注意的是，在应激状态下，下丘脑和腺垂体对反馈的敏感性降低，负反馈抑制暂时失效，以致 ACTH 和糖皮质激素的分泌大大增加，引起应激反应。

糖皮质激素在临床常作为药物使用。如果长期大量使用外源性糖皮质激素，因负反馈抑制腺垂体 ACTH 分泌，会导致自身肾上腺皮质萎缩。如果突然停药，会引起急性肾上腺皮质功能危象。因此停药时应先逐渐减量，使肾上腺皮质功能逐渐恢复，或用药期间间断给予 ACTH，以防肾上腺皮质萎缩。

图 11-7　糖皮质激素分泌调节示意图
CRH：肾上腺激素释放激素；
ACTH：促肾上腺皮质激素；
→表示促进；┈→表示抑制。

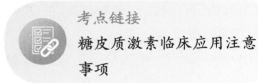
考点链接
糖皮质激素临床应用注意事项

二、肾上腺髓质激素

肾上腺髓质嗜铬细胞分泌肾上腺素（epinephrine，E）和去甲肾上腺素（norepinephrine，NE），它们都属于儿茶酚胺类激素。

（一）肾上腺髓质激素的生理作用

肾上腺素和去甲肾上腺素的生理作用有相似之处，如两者都能引起中枢神经系统兴奋、瞳孔开大、支气管平滑肌舒张、抑制胃肠和胆囊运动、抑制消化液分泌等，但不完全相同。一般肾上腺素的作用强于去甲肾上腺素。两者对心血管、血压和代谢的作用对比见表 11-3。

表 11-3　肾上腺素和去甲肾上腺素的主要生理作用

靶组织	肾上腺素	去甲肾上腺素
心	心率加快,心肌收缩力加强,心排出量增加	在体作用是反射性心率减慢
血管	皮肤、腹腔内脏、唾液腺、外生殖器血管收缩,冠状动脉、骨骼肌动脉舒张	除冠状动脉以外的全身动脉广泛收缩
血压	收缩压明显升高	舒张压明显升高,外周阻力增大
支气管	平滑肌舒张	平滑肌稍舒张
瞳孔	瞳孔开大肌收缩,瞳孔扩大	瞳孔稍扩大
子宫	平滑肌舒张	平滑肌收缩
代谢	促进糖原分解,使血糖显著升高;加速脂肪分解与氧化,增加组织耗氧量和产热量	加速脂肪分解与氧化,增加组织耗氧量和产热量,作用稍弱

(二)肾上腺髓质激素分泌的调节

肾上腺髓质直接受交感神经节前纤维支配,两者组成交感神经-肾上腺髓质系统。当机体处于剧烈运动、紧张、恐惧、寒冷、创伤、失血等紧急状况时,交感神经-肾上腺髓质系统兴奋,肾上腺素和去甲肾上腺素分泌量迅速增加,中枢神经系统兴奋性提高使机体警觉性升高、反应敏捷;心率加快、心肌收缩力加强,血压升高,血液重新分配,心、肺、骨骼肌供血量增加;支气管平滑肌舒张,肺通气量增加;肝糖原和脂肪分解,血糖、血脂升高以提供能量。这些反应可以迅速调动机体的潜能,有利于机体尽快应对紧急状况。由交感神经-肾上腺髓质系统兴奋产生的适应性反应,称为应急反应(emergency reaction)。

需要注意的是,"应急"与"应激"是两个既有联系又有区别的概念。一般而言,引起应急反应的刺激也可以引起应激反应。机体受到刺激后早期以"应急"反应为主,刺激持续作用或过强,"应激"反应就会加强,两者密切配合,共同提高机体抵抗各种刺激的能力。两者的主要区别见表 11-4。

表 11-4　"应急"与"应激"的区别

对比项目	应急反应	应激反应
反应主体	交感神经-肾上腺髓质系统	下丘脑-腺垂体-肾上腺皮质轴
主要激素	肾上腺素和去甲肾上腺素	糖皮质激素
反应速度	迅速,早期反应以应急为主	缓慢,出现晚于应急反应
生理意义	激发机体潜能,主动适应环境骤变	提高机体耐受能力,被动耐受环境骤变

第五节 胰　岛

案例

病人男,50 岁。自述近半年来常觉容易饥渴,疲乏无力,食量增加但明显消瘦了,尿多,尤其是夜尿次数增多。经查尿糖(+++),空腹血糖浓度为 9.6mmol/L,餐后血糖 13.2mmol/L。临床诊断为糖尿病。

请问:1. 糖尿病的发生与哪一器官的功能障碍有关?

2. 张师傅为什么会出现易饥渴、疲乏无力、尿多的症状?

3. 张师傅的血糖是否正常? 为什么会尿糖阳性?

胰腺兼具内分泌和外分泌功能,内分泌功能是由胰岛实现的。胰岛是散在于胰腺外分泌组织细胞之间的许多内分泌细胞群的总称,就像海洋中的一个个小岛,故称胰岛。人类胰岛细胞中主要有 α 细胞、β 细胞和 δ 细胞等;其中 α 细胞约占胰岛细胞的 20%,分泌胰高血糖素(glucagon);β 细胞占 60%~70%,分泌胰岛素(insulin)。

一、胰　岛　素

胰岛素是小分子蛋白质,胰岛素受体几乎存在于体内所有细胞的细胞膜上,不同组织细胞的受体数量存在显著差异,肝细胞和脂肪细胞上胰岛素受体数量很大。

(一)胰岛素的生理作用

胰岛素是体内促进合成代谢和能源物质贮存的关键激素,是维持血糖和血脂浓度、促进生长发育必不可少的激素。

1. 促进糖原合成与储存　胰岛素是调节血糖浓度最为重要的激素。胰岛素通过减少血糖来源、增加血糖去路而使血糖降低。胰岛素既能促进全身组织细胞自血液中摄取葡萄糖,并加速葡萄糖的氧化和利用,促进肝糖原和肌糖原合成,促进葡萄糖转化为脂肪并储存于脂肪细胞等途径增加血糖去路,又能抑制肝糖原分解,抑制糖异生等途径减少血糖来源,因而使血糖降低。

2. 促进脂肪合成与储存　胰岛素能促进葡萄糖转化成脂肪并储存于脂肪细胞;促进肝合成脂肪酸并转运至脂肪细胞储存;抑制脂肪酶活性而抑制脂肪分解;因而使血中游离脂肪酸浓度降低。

3. 促进蛋白质合成　胰岛素能促进组织细胞摄取氨基酸,促进 DNA、RNA 及蛋白质合成,抑制蛋白质分解和糖异生,有利于组织生长和损伤的修复。胰岛素与生长激素共同作用发挥促生长效应。

4. 其他　胰岛素促进糖原合成时，促使 K^+ 向细胞内转运，使血钾降低。

（二）胰岛素分泌的调节

1. 血糖浓度　血糖浓度是反馈调节胰岛素分泌的最重要因素，β 细胞对血糖变化十分敏感。血糖浓度升高可直接刺激胰岛 β 细胞分泌胰岛素；血糖浓度降低时，胰岛素分泌减少。此外，血液中游离脂肪酸、酮体和氨基酸的浓度升高，也能促进胰岛素的分泌。

2. 激素作用　胰高血糖素可直接刺激胰岛 β 细胞分泌胰岛素，也可通过升高血糖间接刺激胰岛素分泌；生长激素、甲状腺激素、糖皮质激素和雌激素等均可通过升高血糖间接刺激胰岛素分泌；肾上腺素对胰岛素分泌有抑制作用。促胃液素、缩胆囊素和抑胃肽等胃肠激素都具有一定的促进胰岛素分泌的作用。

3. 神经调节　胰岛受交感神经和副交感神经（迷走神经）支配。迷走神经兴奋促进胰岛素分泌，交感神经兴奋则抑制胰岛素分泌。

二、胰高血糖素

（一）胰高血糖素的生理作用

胰高血糖素与胰岛素作用恰好相反，是促进分解代谢和动员能源物质消耗的激素。

1. 迅速升高血糖　肝脏是胰高血糖素的主要靶器官。胰高血糖素具有很强的促进组织糖原分解、促进糖异生的作用，因而使血糖明显升高。

2. 促进脂肪分解　胰高血糖素能活化脂肪组织中的脂肪酶，促进储存的脂肪分解和脂肪酸氧化，使血中酮体浓度升高。

3. 促进蛋白分解　胰高血糖素促进组织细胞蛋白质分解；同时抑制蛋白质合成，使氨基酸迅速进入肝细胞进行糖异生。

（二）胰高血糖素分泌的调节

与胰岛素一样，胰高血糖素分泌的调节主要受血糖浓度影响。血糖浓度降低时，可直接刺激胰岛 α 细胞分泌胰高血糖素；血糖浓度升高时，胰高血糖素分泌减少。交感神经兴奋促进胰高血糖素分泌，迷走神经兴奋则抑制其分泌。此外，胰高血糖素的分泌受胰岛素的影响，胰岛素可直接作用于 α 细胞分泌胰高血糖素，也可以通过降低血糖而间接促进胰高血糖素分泌。

本章小结　内分泌系统分泌的激素通过体液运输的方式实现体液调节。激素是指由内分泌细胞分泌的生物活性物质。人体主要的内分泌腺有腺垂体、甲状腺和肾上腺，此外，胰岛和性腺也很重要。生长激素是腺垂体分泌的激素，具有调节体格生长、调节物质代谢年轻化的作用。甲状腺激素是促进体格生长和智力发育最重要的激素。肾上腺分为皮质和髓质，盐皮质激素具有保钠排钾的作用；糖皮质激素是调节物质代谢、参与应激反应、提高机体耐受力的重要激素；肾上腺髓质与交感神经密切配合完成应急反应，适应环境骤变。胰岛素能促进糖原、脂肪和蛋白质合成，是人体唯一降低血糖的激素。

（鲁兴梅）

 目标测试

一、名词解释

1. 激素　　　　　2. 允许作用　　　　3. 应急反应　　　4. 应激反应

5. 呆小病　　　　6. 侏儒症

二、问答题

1. 根据化学性质，激素主要分为哪几类？

2. 生长激素有哪些生理作用？分泌障碍会引起哪些疾病？这些疾病分别有哪些临床特征？

3. 婴幼儿长期缺碘会引起什么疾病？成人长期缺碘会引起什么疾病？

4. 胰岛素有哪些生理作用？

5. 糖尿病病人会出现哪些典型症状？为什么？

三、选择题

1. 下列哪一种激素是腺垂体分泌的（　　　）

　　A. 生长抑素　　　　　　　B. 生长激素　　　　　　C. 抗利尿激素

　　D. 降钙素　　　　　　　　E. 缩宫素

2. 对人体的生长发育，尤其是智力发育影响最显著的激素是（　　　）

　　A. 生长激素　　　　　　　B. 糖皮质激素　　　　　C. 甲状腺激素

　　D. 雄激素　　　　　　　　E. 雌激素

3. 人体内唯一能降低血糖的激素是（　　　）

　　A. 生长激素　　　　　　　B. 肾上腺素　　　　　　C. 甲状腺激素

　　D. 胰岛素　　　　　　　　E. 胰高血糖素

4. 应激反应的主体结构是（　　　）

　　A. 迷走神经 – 胰岛素系统

　　B. 交感神经 – 肾上腺髓质系统

　　C. 下丘脑 – 腺垂体 – 甲状腺轴

　　D. 下丘脑 – 腺垂体 – 肾上腺皮质轴

　　E. 下丘脑 – 腺垂体 – 睾丸轴

5. 侏儒症与哪一激素分泌量不足有关（　　　）

    A. 甲状腺激素   B. 甲状旁腺素   C. 生长激素

    D. 胰岛素   E. 雄激素

6. 下列哪一项活动加强会引起机体发生应急反应（　　　）

    A. 迷走神经 – 胰岛素系统

    B. 交感神经 – 肾上腺髓质系统

    C. 下丘脑 – 腺垂体 – 甲状腺轴

    D. 下丘脑 – 腺垂体 – 肾上腺皮质轴

    E. 下丘脑 – 腺垂体 – 睾丸轴

第十二章 | 生殖与衰老

12章 数字资源

学习目标

1. 掌握：睾丸和卵巢的功能；雄激素、雌激素和孕激素的生理作用；月经周期及其形成机制。
2. 熟悉：胎盘的内分泌功能。
3. 了解：男性生殖功能的调节，衰老时主要器官的变化，老年人的心理变化与抗衰老的途径。

生殖（reproduction）是生物体发育成熟后，产生子代个体的过程，是维持种族延续的生理活动。生殖过程包括生殖细胞即精子和卵子的形成、性交、受精、着床、胚胎发育和分娩等环节。

第一节 男 性 生 殖

男性生殖功能包括精子的生成与输送、雄激素的合成与分泌。这些功能由男性生殖器官实现。睾丸是男性的主性器官，能产生精子和分泌雄激素；附睾、输精管、射精管、精囊腺、前列腺、尿道球腺和阴茎等附性器官完成精子的成熟、储存、输送及排出。

一、睾丸的功能

（一）生精功能

睾丸的生精小管是产生精子的场所。生精小管壁由发育不同阶段的生精细胞和支持细胞构成。生精功能就是指精原细胞发育为成熟精子的过程。从精原细胞发育成为精子的整个过程称为生精周期，需要历时 64~75d。一个生精周期中，每个精原细胞经过 7 次分裂能产生近百个精子。

自青春期开始,在腺垂体分泌的精子生成素(FSH)和间质细胞刺激素(LH)的刺激下,生精小管壁的精原细胞分裂发育,经历初级精母细胞、次级精母细胞、精子细胞和精子这几个阶段形成精子。从初级精母细胞到次级精母细胞的过程中,染色体数目减半,性染色体也发生了分离,形成含有 X、Y 染色体各占一半的精子。

睾丸内新生成的精子被运输至附睾内进一步发育成熟,获得运动能力。在性交过程中,随着输精管的蠕动精子被输送到后尿道,与附睾、前列腺、精囊腺和尿道球腺的分泌物混合形成精液,排入女性生殖道内。

（二）内分泌功能

睾丸的间质细胞分泌雄激素,主要成分为睾酮(testosterone,T)。睾酮主要有以下几方面的生理作用。

1. 促进男性生长发育 青春期开始,在睾酮和生长激素的共同作用下,男性身体将出现一次显著的增长过程。

(1) 睾酮促进男性附性器官生长发育,并维持其生理功能。

(2) 激发男性副性征(第二性征)出现：表现为喉结突出、嗓音低沉,身体粗壮,肌肉发达,毛发呈男性型分布等。

(3) 睾酮还能维持正常的性欲。

2. 促进精子生成 高浓度的睾酮可以维持生精小管产生精子。

3. 其他作用 睾酮能促进蛋白质合成,特别是肌肉、生殖器官蛋白质合成;同时能促进骨质生长以及红细胞生成。

二、睾丸功能的调节

睾丸的功能受下丘脑－腺垂体－睾丸轴的调节(图 12-1)。青春期开始,下丘脑分泌促性腺激素释放激素(GnRH),经垂体门脉系统到达腺垂体,刺激腺垂体分泌精子生成素(FSH)和间质细胞刺激素(LH)。FSH 和 LH 释放入血,运输至睾丸。FSH 刺激生精小管,促进精子生成,同时刺激支持细胞产生抑制素;LH 刺激睾丸间质细胞发育并分泌睾酮。在下丘脑的控制下,睾酮分泌呈现昼夜节律性波动,呈较为规则的脉冲式释放(约间隔 3小时),且在每天的午夜和正午之间达到高峰。

血液中的睾酮达到一定水平时,通过负反馈抑制下丘脑 GnRH、腺垂体 FSH 和 LH的分泌,来维持体内睾酮浓度的相对稳定。此外,支持细胞分泌的抑制素,对 FSH 的分泌有强烈的负反馈抑制效应。

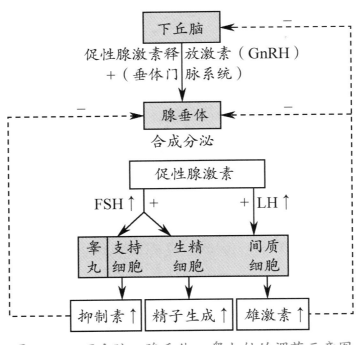

图 12-1 下丘脑 - 腺垂体 - 睾丸轴的调节示意图

第二节 女性生殖

案例

病人女,50岁,最近觉得身体发热、潮红、皮肤干燥,家里人觉得她脾气暴躁,一点小事就发怒。刘阿姨觉得自己睡眠也很差,躺在床上后喜欢胡思乱想,翻来覆去睡不着,很难入睡,要靠安眠药才能入睡,睡觉期间常出现潮热、出汗。去医院看医生后,医生说刘阿姨是更年期综合征。

请问:更年期是如何发生的?

自青春期开始,在下丘脑 - 腺垂体 - 卵巢轴的调控下,女性的身体尤其是生殖系统逐渐发育成熟,具备了生殖能力。女性生殖系统的活动呈现规律性的月经周期变化,突出表现是子宫内膜发生周期性脱落导致阴道流血,即月经,故女性生殖周期称为月经周期(menstrual cycle)。

一、卵巢的功能

女性生殖系统的主性器官是卵巢。成年女性双侧卵巢重10~20g,含有许多发育不同阶段的卵泡。卵巢具有产生卵子、分泌雌激素和孕激素的功能。

（一）生卵功能

在下丘脑、腺垂体及卵巢自身分泌的激素作用下，卵巢中的原始卵泡开始发育。在一个月经周期中，常有数十个卵泡同时发育，往往只有1个卵泡发育为优势卵泡并排卵，其余卵泡则先后退化形成闭锁卵泡。卵泡发育一般经历初级卵泡、次级卵泡阶段，大约经历14d，最终发育为成熟卵泡。成熟卵泡突破卵巢表面，将卵细胞（实际为次级卵母细胞，在受精时完成第二次分裂形成卵细胞）、卵泡液、放射冠和透明带一同排至腹膜腔，称为排卵。

（二）内分泌功能

每个原始卵泡均由一个卵母细胞和周围的单层卵泡细胞组成。随着卵泡发育，中央的卵母细胞逐渐长大；卵泡的单层卵泡细胞开始增殖并分泌糖蛋白包绕卵母细胞形成透明带，卵泡细胞开始分泌雌激素并逐渐增多，至排卵前1d，雌激素分泌达到最高峰。排卵后的残余卵泡发育成黄体，分泌大量的孕激素和雌激素。

1. **雌激素**　卵巢分泌的雌激素主要为雌二醇（estradiol，E_2）。雌激素的主要生理作用是促进女性附性器官生长发育、激发女性副性征出现并维持其在正常状态。另外，雌激素还能维持正常性欲，调节物质代谢等。

（1）对生殖器官的作用：①卵巢，雌激素协同FSH促进卵泡发育，诱导LH的高峰出现，诱发成熟卵泡排卵；②输卵管，促进上皮细胞增生、输卵管节律性收缩和纤毛运动，有利于精子和卵子输送；③子宫，促进子宫内膜和其中的血管、腺体增生，促进子宫平滑肌增生；提高平滑肌对缩宫素的敏感性，利于分娩；促进宫颈腺分泌稀薄的黏液，利于精子穿行；④阴道，促进上皮细胞增生、合成糖原、表层细胞角化，糖原分解使阴道呈酸性，增强抗菌能力。

（2）激发女性副性征出现并维持：促进脂肪沉积于乳房、臀部，毛发分布呈女性特征，声调变高；刺激乳腺导管和结缔组织增生，使乳房发育并出现乳晕。

（3）调节代谢：①促进成骨细胞活动，促进钙磷沉积，加速骨质生长；②促进醛固酮分泌，导致水钠潴留；③降低血胆固醇。

2. **孕激素**　卵巢分泌的孕激素主要是孕酮（progesterone，P）。孕激素一般是在雌激素作用基础上才能发挥作用，主要生理作用是保证胚泡着床和维持妊娠。

（1）对生殖器官的作用：①子宫，在雌激素作用的基础上，孕激素使子宫内膜进一步增生，血管充血、腺体分泌，呈现分泌期的变化。一旦受孕，孕激素使子宫内膜转化为蜕膜，为受精卵生存和胚泡着床提供适宜环境。孕激

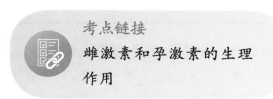

考点链接
雌激素和孕激素的生理作用

素能抑制子宫平滑肌增生，降低子宫平滑肌对缩宫素的敏感性，利于安胎；孕激素使宫颈腺分泌减少而黏度增加，形成黏液塞，阻止精子穿行；②输卵管，抑制输卵管上皮细胞增

生、分泌,减弱输卵管节律性收缩和纤毛运动;③阴道,使阴道上皮细胞角化减少、脱落增加。

（2）对乳腺的作用:促进乳腺腺泡发育,为分娩后泌乳做充分准备。

（3）产热效应:女性基础体温在月经期和排卵前期偏低,排卵后孕激素分泌增加,促进机体产热,使基础体温较排卵前升高 0.3~0.6℃。女性在绝经后或摘除卵巢后这种特征性变化消失。

二、月经周期及形成机制

月经周期是女性生殖系统功能成熟的标志及功能活动状态的体现。女性自青春期开始,除妊娠期外,几乎每月都有月经来潮,故称月经周期。我国女性平均在 12~14 岁进入青春期,开始出现的第一次月经称为初潮。由于此时的卵巢功能尚未完全发育成熟,因此月经不规律;随着卵巢逐渐发育成熟,月经周期逐渐变得规律。

（一）月经周期的分期及变化规律

月经周期长短因人而异,多为 20~40d,平均为 28d;其中出血时间 3~5d。以 28d 为例,一般将出血第 1 天作为月经周期第 1 天,根据卵巢和子宫内膜的变化规律,将月经周期分为增生期、分泌期和月经期三期,各期的变化规律总结见表 12-1。

表 12-1　月经周期的分期及各期中的周期性变化规律

分期	按子宫内膜变化	增生期	分泌期	月经期
	按卵巢变化	卵泡晚期（排卵前）	黄体期（排卵后）	卵泡早期
时间		第 5~14 天	第 15~28 天	第 1~4 天
卵巢变化		原始卵泡生长、发育、成熟、排卵	残余卵泡发育成黄体	黄体退化萎缩成白体
性激素变化		卵泡细胞分泌雌激素逐渐达到第 1 次高峰	黄体细胞分泌雌激素和孕激素,共达高峰	雌激素和孕激素分泌量急剧减少
子宫内膜变化		增生变厚,其中的血管、腺体增生	进一步增生,内膜血管充血、腺体分泌	内膜血管痉挛、缺血坏死、脱落形成月经

（二）月经周期及形成机制

月经周期的形成是下丘脑 – 腺垂体 – 卵巢轴密切配合的结果。青春期成熟的标志之一是下丘脑开始分泌促性腺素释放激素（GnRH）。该激素经垂体门脉系统到达腺垂体,刺激腺垂体分泌卵泡刺激素（FSH）和黄体生成素（LH）。

1. 卵泡期　FSH 和 LH 释放入血,运输至卵巢。FSH 刺激卵巢中的优势卵泡生长、发育,卵泡分泌雌激素。当卵泡发育即将成熟时,雌激素分泌达到第 1 次高峰,随血流作用于下丘脑和腺垂体,正反馈性加强下丘脑和腺垂体的活动,激发腺垂体大量分泌 LH (图 12-2)。当 LH 分泌达到高峰时,激发成熟卵泡排卵。在雌激素作用下,子宫内膜增生、变厚,其中的血管、腺体随之增生。

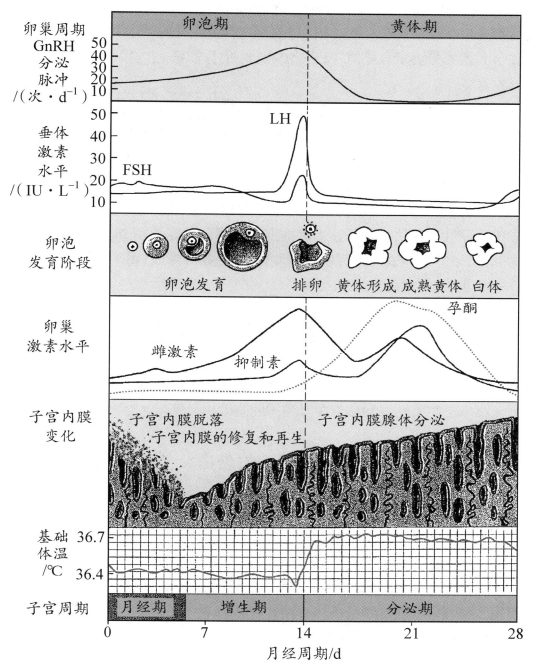

图 12-2　月经周期中的激素、卵巢及子宫内膜变化规律
GnRH:促性腺激素释放激素;FSH:卵泡刺激素;LH:黄体生成素。

2. 黄体期　在 LH 的作用下,排卵后的残余卵泡继续发育成黄体,黄体细胞分泌大量的雌激素和孕激素,血中雌激素和孕激素浓度明显升高。在雌激素和孕激素的共同作用下,子宫内膜进一步增生、变厚,其中的血管扩张充血、腺体开始分泌富有营养的物质,为受精卵形成后的发育做好准备。黄体的发展取决于卵子是否受精。若卵子未受精,黄体大约维持 14 天就会萎缩退化成为白体;若卵子受精,黄体继续发育成为妊娠黄体,以维持早期妊娠。

3. 月经期　血中雌激素和孕激素浓度升高的结果是共同负反馈性抑制下丘脑和腺垂体的活动,GnRH 释放减少,FSH 和 LH 也随之减少。此时若未受孕,黄体将退化萎缩,雌激素和孕激素的分泌量急剧减少,子宫内膜血管痉挛,子宫内膜缺血、坏死、脱落,经阴道流出形成月经。

黄体退化造成雌激素和孕激素分泌量的减少,解除了对下丘脑和腺垂体的抑制,GnRH、FSH 和 LH 的分泌又开始增加,进入下一个月经周期(图 12-2)。

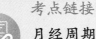

考点链接
月经周期各期中卵巢和子宫内膜的变化规律

综上所述,月经周期的活动需要下丘脑 – 腺垂体 – 卵巢轴的密切配合才能完成;而卵巢激素的周期性变化决定着子宫内膜的变化规律。月经周期中,卵巢每月提供一个发育成熟的卵子,子宫内膜适时进行着同步发育,为受精卵形成、着床和胚胎发育做周期性的准备。

第三节　妊娠与分娩

妊娠(pregnancy)是胎儿在母体内生长发育的全过程,包括受精、着床、胚胎发育及分娩等环节。临床上常将妊娠期从末次月经周期的第 1 天算起,约为 280d。

一、受精与着床

(一)受精

精子和卵子相互融合形成受精卵的过程称为受精(fertilization)。受精一般发生在排卵后 12~24h,多发生在输卵管壶腹部(图 12-3)。卵巢排卵后,卵子经输卵管伞拾取,通过输卵管节律性收缩和上皮细胞纤毛的摆动向子宫腔方向运行。

在附睾和精液中存在抑制精子释放顶体酶的因子。精子经过子宫、输卵管等部位时,其分泌物中的酶能解除这种抑制因子的作用,使精子能够释放顶体酶,获得使卵子受精的能力,称为精子获能。精子依靠自身的运动、子宫内负压的吸引,经宫颈、子宫腔进入输卵管,通常在输卵管壶腹部与卵子相遇而结合,完成受精过程。从射精至精子移动到受精部位需 30~60min。

获能的精子与卵子相遇,许多精子与卵子外围透明带上的受体结合,导致精子顶体破裂释放顶体酶,使卵子周围的透明带与放射冠溶解,这一过程称为顶体反应。当一个精

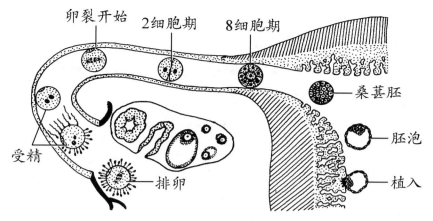

图 12-3　排卵、受精、卵裂和植入过程示意图

子进入卵细胞后,卵子立即产生一些物质封闭透明带,阻止其他精子继续进入;同时触发卵子发生第二次成熟分裂,形成一个成熟的卵细胞和第二极体。精子头部的细胞核膨大为雄原核,卵细胞核形成雌原核,两性原核相互靠拢、融合,染色体混合,形成具有 23 对染色体的受精卵。受精标志着新生命的开始,受精卵不断分裂和分化,直至发育成一个新个体。

(二)着床(植入)

受精卵不断进行有丝分裂称为卵裂,卵裂形成的细胞称卵裂球。受精后第 3 天左右,卵裂球多达 12~16 个,形似桑葚状的实心球称桑葚胚;卵裂球达到 100 个左右时,整个胚呈囊泡状称为胚泡。胚泡埋入子宫内膜功能层的过程称为着床(imbed),也称植入(implantation)。

通过输卵管节律性收缩、管壁上皮细胞纤毛的摆动,受精卵一边分裂,一边向子宫腔方向运行。于受精后 4~5d 抵达子宫腔,约在第 8 天开始,胚泡黏着在子宫内膜上,并且分泌蛋白水解酶等物质,在胚泡接触处的子宫内膜上溶解出一个缺口,胚泡进入子宫内膜,缺口周围子宫内膜迅速增殖修复。在排卵后的第 10~13 天,胚泡植入子宫内膜,完成着床过程。

胚泡与子宫内膜的同步发育是成功着床的关键。在高浓度雌激素和孕激素的作用下,分泌期的子宫内膜功能层发生蜕膜反应,继续增生变厚,称为蜕膜(decidua)。

二、胎盘的内分泌功能

当受精卵发育成胚泡并逐渐植入子宫内膜时,胚泡最外层的滋养层细胞就已经开始分泌维持妊娠的激素了。滋养层细胞快速发育并形成绒毛膜。母体的底蜕膜与丛密绒毛膜密切结合形成胎盘。胎盘不仅是母体与胎儿进行物质交换的重要结构,又是妊娠期重要的内分泌组织,胎盘形成后接替妊娠黄体,合成分泌多种激素,对维持妊娠中后期的顺利进行起着极其重要的作用。

（一）人绒毛膜促性腺激素（hCG）

受精后第 6 天，受精卵已经发育成胚泡，开始植入子宫内膜；胚泡的滋养层细胞就开始分泌 hCG，受精后第 7 天就能在孕妇血液和尿中检测出该激素，至妊娠 60d 左右该激素分泌达到高峰，以后迅速下降，产后迅速消失（图 12-4）。hCG 不仅能促进母体卵巢中的黄体发育成妊娠黄体，继续分泌雌激素和孕激素，还能降低母体对胎儿的免疫排斥反应，从而维持妊娠。检查孕妇血液或晨尿中有无 hCG 是诊断早孕的依据之一。

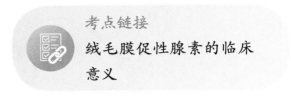

考点链接
绒毛膜促性腺素的临床意义

（二）雌激素和孕激素

妊娠第 4 个月胎盘开始分泌雌激素和孕激素，并逐渐增多，逐渐接替已经退化的妊娠黄体，继续维持妊娠。胎盘分泌的雌激素主要是雌三醇（E_3），需要母体、胎儿和胎盘共同参与来合成。妊娠期中，孕妇尿中大量排出 E_3。若孕妇尿中雌三醇迅速减少或消失，提示胎儿死亡。

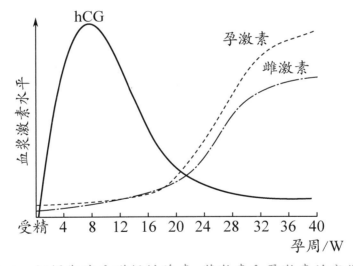

图 12-4　妊娠期绒毛膜促性腺素、雌激素和孕激素的变化曲线

在整个妊娠期，血液中孕激素和雌激素一直保持着高水平，对于维持妊娠、促进子宫和乳腺进一步发育发挥了重要作用。由于高浓度的雌激素和孕激素能抑制下丘脑 - 腺垂体 - 卵巢轴的功能，从而抑制排卵。

三、分娩与哺乳

（一）分娩

分娩（parturition）是指成熟胎儿及胎儿附属物从母体子宫排出体外的过程。子宫平滑肌的节律性收缩是分娩的动力。分娩时,胎儿下降扩张性刺激子宫和阴道壁,反射性引起缩宫素的释放逐渐增加,通过不断的正反馈作用,子宫肌收缩进一步加强,直至胎儿和胎盘相继娩出,分娩结束。

(二)哺乳

胎儿娩出后 24h,母体乳腺就开始分泌富含蛋白质的初乳(colostrum)。由乳腺直接供给婴儿乳汁的过程,称为哺乳(lactation)。

妊娠期间,孕妇的催乳素、雌激素和孕激素分泌增加,乳腺腺泡和导管进一步生长发育。因高浓度的雌激素和孕激素与催乳素竞争乳腺上的受体,抑制催乳素的作用。分娩后,胎盘娩出,产妇体内的雌激素和孕激素急剧下降,对催乳素的抑制作用解除,在催乳素作用下,乳腺开始分泌乳汁。哺乳时,婴儿吸吮乳头的刺激,反射性引起催乳素分泌,促进乳腺泌乳;同时催产素分泌增加,引起射乳反射,乳汁排到婴儿口腔。

第四节　衰老与抗衰老

每个人从出生到衰老、直至死亡是循序渐进的生理过程,更是不可抗拒的自然规律。人的一生要经历不同的生命阶段,人体的形态结构、代谢和功能都在发生着相应变化,特别是作为生命最后阶段的老年期,身体和心理会发生巨大的变化,影响着老年人的生活质量。因此,研究和揭示老年人的生命活动变化规律,为积极防治老年疾病,增进老年人的健康,提高老年人的生活质量,已经成为世界上许多老龄化国家或地区非常关注的课题。

世界卫生组织(WHO)划分老年人的标准:发达国家将 65 岁以上的人群称为老人,而发展中国家则将 60 岁以上的人群称为老人;一般将 60~74 岁者称为年轻老人,75~89 岁者称为老年人,90 岁以上者称为长寿老人。

一、人体的衰老

(一)衰老的概念

衰老(senescence)也称老化(ageing),是指随着年龄增长,机体的组织器官逐渐发生的一系列结构老化和生理功能衰退的过程。衰老是每一个个体在生命后期逐渐缓慢发生、发展的退化过程。随着生命过程发展的规律,机体表现出的正常老化称为生理性老化;而因营养、疾病或其他因素影响提前出现的和实际年龄不相符的老化,则称为病理性老化,也称早衰。人体的衰老过程一般是这两种衰老的综合结果。

衰老的结局是死亡。一个人从出生到死亡的整个生存时间称为寿命(life)。衡量寿命长短的指标主要有平均期望寿命和最大年龄。平均期望寿命是指一个国家或地区人口的平均存活年龄;最大年龄又称寿限,是指在不受干扰的前提下,人类可能存活的最大年龄。据科学家推测,人的寿限可以达到 100 岁以上。事实上,百岁老人在全球并不罕见。

按照联合国提出的判断老龄化社会的标准:一个国家或一个地区的60岁以上老年人口达总人口的10%或者65岁以上老年人口达总人口的7%,即称为"老年型"国家或地区。目前世界上所有发达国家都已经进入老龄化社会,许多发展中国家正在或即将进入老龄化社会。中国已于1999年快速进入老龄化社会。根据联合国的预测,到2025年,全球所有的国家或地区将进入老龄化社会;2025年我国老龄化人口将占全球老年人口总量的20%,成为世界上老年人口最多的国家。因此,老年人的健康和养老问题已经成为我国日益凸显的社会问题。

(二)衰老的生理和心理变化

1. 衰老的生理变化　老年人的外貌和形体都会发生许多变化,表现为各系统的器官及其组织细胞结构和功能的衰退。结构改变以组织中水分构成比逐渐减少、器官细胞萎缩为主;功能改变主要表现为脏器的功能贮备和代偿能力减退,对环境变化的适应能力下降,抵抗力下降。

(1)神经系统:40~50岁以后,因脑细胞内营养物质含量和代谢水平均降低,脑细胞数量逐渐减少,脑重量逐渐降低;60岁以后则因脑动脉发生硬化,脑血流减少,脑细胞内蛋白质含量降低、脂褐素增多出现脑萎缩。神经传导减慢,出现感觉迟钝、反应迟钝、智力衰退等。

(2)运动系统:骨骼肌细胞蛋白质和水分含量减少,肌肉收缩力减弱,肌腱、韧带、关节软骨因韧性降低、脆性增加而变得僵硬;椎间盘萎缩变薄,脊柱变短而弯曲,身高降低或驼背。骨质中胶原蛋白和黏蛋白含量减少,骨质疏松;钙盐流失,骨质变脆易骨折。

(3)感觉器官:老年人视、听、嗅、味及深浅感觉都会有不同程度的减退。晶状体弹性下降,睫状体调节能力下降而形成老视眼;晶状体和玻璃体内蛋白质因变性出现白内障和玻璃体混浊,造成视力下降甚至失明。老年人鼓膜增厚、弹性下降及听神经衰老变性,致使听力下降,即"耳聋眼花"的现象。浅感觉不敏感,易引起烫伤和磕碰伤等。

(4)心血管系统:由于动脉硬化造成血管壁弹性降低,管腔狭窄,引起动脉血压升高,心、肾、脑和视网膜等重要脏器供血量减少,发生高血压心脏病致使心脏肥大;心肌因缺血而萎缩,心肌间质结缔组织增生纤维化,致使心肌收缩力减弱,心排血量减少,心力贮备下降。因此,老年人不宜做剧烈运动。

(5)呼吸系统:老年人因鼻黏膜萎缩,易出现出血和嗅觉减退;咽淋巴环发生退行性变,使呼吸道免疫力下降;腺体黏液化,呼吸道分泌物不易咳出;易引起呼吸道感染。因呼吸肌逐渐萎缩、肋软骨钙化、胸廓僵硬而受限,肺活量和肺通气量下降;肺组织纤维化,使肺顺应性下降,肺泡壁毛细血管数量减少使呼吸膜面积下降,气体交换障碍,动脉血氧饱和度下降,易引起气喘、脑缺氧甚至晕厥。

(6)消化系统:老年人口腔黏膜、牙龈萎缩,味觉退化,牙齿松动、脱落,咀嚼困难。胃肠蠕动缓慢、无力,消化液分泌减少,易出现消化不良、腹胀、便秘等。胃肠黏膜因血管硬化而萎缩变薄,消化和吸收能力均下降。

(7) 泌尿系统:老年人肾皮质萎缩,肾小球数量减少,但因肾代偿能力强大,一般不易发生肾功能不全;尿浓缩功能变差,膀胱逼尿肌萎缩、膀胱容量减小引起尿频和夜尿增多,尿道括约肌萎缩引起尿失禁。男性老年人因前列腺增生引起排尿不畅。

(8) 内分泌和生殖系统:老年人下丘脑和垂体老化,甲状腺、肾上腺皮质、性腺等也不同程度地萎缩和功能退化,因而老年人代谢率下降、耐受力下降,生殖能力下降。组织细胞对胰岛素的敏感性下降,易患糖尿病。

老年人睾丸和卵巢萎缩,内分泌功能减退导致性激素水平下降,附性器官退化,第二性征退化。男性精子生成数量减少且活力下降,出现阳痿;女性卵巢停止排卵,出现月经不调直至闭经,失去生育能力。

步入老年期前的一段过渡时期,被称为"更年期",女性在 40~50 岁开始出现,并且表现明显,主要症状有频繁的潮热多汗、盗汗、焦虑、心悸、失眠、容易激动、爱发脾气、记忆力减退等。

2. 衰老的心理变化 随着年龄衰老造成机体的各种生理功能衰退,加之社会角色的改变,老年人的心理状态必然发生一系列变化。老年人情绪、性格与行为的变化称为衰老性人格改变。

(1) 记忆力衰退:老年人记忆力衰退的特点是识记较好,而记忆的保持、回忆和再认能力减退比较明显;近期记忆减退,往事记忆清晰,对人名、地名、数字等无特殊含义的或难以引起联想的事物记忆差。因此,老年人常留恋过去,唠叨往事,讲话重复,有时话到嘴边又忘记,对很熟悉的人见了面又想不起对方的姓名,不易接受和理解新事物,常固守老旧观念和生活习惯。记忆力衰退会使老年人丧失自信,产生自卑。

(2) 情绪的改变:老年人情绪的改变差异较大。如退休后不能正视职位变化及社会角色的转变,容易产生失落感;与社会和单位联系减少,社会交往和信息量减少易产生隔绝感;不合群、与子女分居、年老多病、丧偶等,常产生孤独感和凄凉感。这些感受都会对老年人的心理造成刺激,甚至丧失生活乐趣。

(3) 性格的改变:老年人因感觉功能衰退逐渐出现性格改变,常不被自己觉察,因而否认自己有性格改变。由于耳聋眼花,易听错、看错,误解他人的意思,出现猜疑、抑郁;因记忆力减退而反应迟钝,说话重复唠叨,抓不住重点;处理事情凭老经验办事,固执、刻板,以自我为中心,听不进别人的意见。有些老人因偏执而影响人际关系。

(4) 行为的改变:老年人常因智力减退而出现注意力不集中,被称为"老小孩",对环境的应变能力差,语言表达能力变差,对健康的自信心下降,对子女或他人的依赖性增强,对衰老和疾病的忧虑和恐惧增多,疑病症而喜欢滥吃药、保健品,易受骗上当,易激动、恼怒等。

(三)衰老的原因
引起衰老的原因复杂多样,究其根本,可以分为遗传性因素和非遗传性因素。

1. 遗传性因素　遗传学家认为人的寿命是由遗传基因决定的,一般长寿既有家族性,也有性别差异,女性的平均寿命平均长于男性 2~6 岁。这些均与遗传有关。还有学者认为,人的染色体 DNA 链上是有"衰老基因"的,是衰老发生的遗传物质基础;衰老是基因表达出现了差错,合成了有缺陷的蛋白质,这种差错日积月累,缺陷蛋白积累最终导致衰老和死亡。

2. 非遗传性因素

(1) 生理性因素:随着年龄的自然增长,人体各系统的器官相继发生退行性变化,导致人体的整体功能下降,最终导致衰老和死亡。

(2) 致病性因素:许多疾病是导致人体死亡的直接因素。而引起老年人死亡的主要疾病是循环系统疾病、肿瘤和呼吸系统疾病,60 岁以后死亡率明显升高。

(3) 心理性因素:不良心理刺激会使大脑皮质过度兴奋,使神经调节功能失常,加速大脑皮质萎缩,导致疾病发生,加速衰老,甚至引起死亡。酗酒、吸烟、疲劳过度、饮食无节、生活极不规律等不良生活习惯和行为,会导致代谢紊乱,加速衰老。

(4) 社会性因素:一个国家或地区的政治经济制度、战争、文化、宗教、职业、经济状况等因素,对个体的健康和衰老过程甚至生命都会产生直接或间接的影响。

此外,环境因素也会对人体的生活状况和衰老过程产生影响。

二、抗　衰　老

(一) 健康的心理素质

在经过了大半生后,老年人已经对生活、对人生有了充分的认识,曾经对理想、名利和财富的追求,渐渐变得更为理性,对自身健康逐渐加强了关注。老年人更要保持积极健康的心态、愉快的精神情绪,正确分析和顺应环境和事物的变化,处理好周围的人际关系,加强自我调节和排忧解难的能力,遭遇到不顺心的事,能以积极的心态随遇而安,做到遇事不急不躁,对人不卑不亢;心胸豁达,开朗乐观。良好的心理状态能使大脑皮质兴奋和抑制活动协调,使自主神经和内分泌系统功能正常,能增强人体的免疫力,有助于抵御疾病,增进健康。

(二) 良好的生活环境

人类的生活环境包括自然环境和社会环境。良好的自然环境为人的生存提供清新的空气、充足的阳光、洁净的水源、适宜的温度和安静的住所,会延长人的寿命。社会环境无疑对人类的寿命产生越来越大的影响。总体而言,社会制度优越,人民的生活安定,经济与科技发展,公共卫生和医疗设施完善,危及人类健康的流行病和传染病就能得到有效控制,这些都有利于从整体水平上提高人的寿命。

(三) 良好的生活习惯

1. 规律的作息时间　老年人应该养成和保持良好的生活习惯,尽可能消除不利于老年人自身健康的因素,如做到按时起床、按时就寝;按时就餐,适量饮水;戒除不良嗜好如吸烟、酗酒等。良好的生活习惯有益于长寿与延缓衰老过程。

2. 合理的饮食习惯

(1) 三餐分配合理适量:老年人三餐分配要合理,定时定量,适可而止,不可暴饮暴食;饭后避免过早活动,以免加重心脏及胃肠负担。

(2) 食物选择丰富多样:老年人的食物种类选择应丰富多样,以保证各种营养素全面均衡地摄入。多食蔬菜和水果,多食五谷杂粮;注意荤素搭配、粗细搭配、菜果搭配。

(3) 营养成分三多三少:老年宜少食糖类、脂肪和食盐,增加蛋白质、维生素和纤维素的摄入,因此可以选择牛奶、鱼肉和蛋清类、豆类等蛋白质丰富的食物和新鲜的蔬菜水果。

3. 适当的劳动锻炼　生命在于运动,但老年人运动要注意动静结合、劳逸结合。通过静来休养心神,通过动来活动身体;动静之比四六分,以四分动、六分静为宜。根据自己的体力和爱好选择适宜的运动方式,注意循序渐进,持之以恒,注意安全。坚持活到老、学到老、多动手、多动脑,保持一颗积极、上进的心,预防和延缓衰老。

为老年人提供好的生活环境,为老年人提供周到舒心的服务,是卫生健康工作者的共同职责。

本章小结

　　生殖是生物体发育成熟后,产生子代个体的过程。生殖过程包括生殖细胞的形成、性交、受精、着床、胚胎发育和分娩等环节。

　　男性主性器官是睾丸,能产生精子和分泌雄激素。卵巢是女性的主性器官,具有产生卵子、分泌雌激素和孕激素的功能。女性自青春期开始,卵巢激素的分泌和生殖器官的结构与功能每月会发生周期性的变化,即月经周期。月经周期是在下丘脑-腺垂体-卵巢轴的密切配合下发生的。排卵前,卵巢分泌雌激素,排卵后黄体形成,分泌雌激素和孕激素。卵子未受精,黄体维持14d左右。如果受精,继续发育为妊娠黄体。妊娠是胎儿在母体内生长发育的全过程,包括受精、着床、胚胎发育及分娩等环节。精子和卵子相互融合形成受精卵的过程称为受精,多发生在输卵管壶腹部。受精卵不断进行有丝分裂称为卵裂。卵裂球分裂成胚泡并埋入子宫内膜功能层的过程称为着床。胎盘形成后接替妊娠黄体,继续合成雌激素和孕激素等,一直维持到妊娠末期。

　　老年期是生命的最后阶段。衰老是机体随着年龄增长逐渐发生的一系列器官结构老化和生理功能衰退的过程。老年人的生理功能和心理都会发生衰老的变化。

(鲁兴梅)

一、名词解释

1. 月经周期　　2. 排卵　　3. 受精　　4. 着床

二、问答题

1. 雄激素有哪些生理作用?

2. 简述雌激素和孕激素的生理作用。

3. 月经周期是如何形成的?

三、选择题

1. 男性的主性器官是（　　　）

　　A. 睾丸　　　　　　　　　B. 附睾　　　　　　　　C. 前列腺

　　D. 输精管　　　　　　　　E. 射精管

2. 下列哪一种细胞分泌雄激素（　　　）

　　A. 精原细胞　　　　　　　B. 初级精母细胞　　　　C. 次级精母细胞

　　D. 支持细胞　　　　　　　E. 间质细胞

3. 月经期的激素变化是（　　　）

　　A. 雌激素分泌逐渐增多

　　B. 孕激素分泌逐渐增多

　　C. 雌激素和孕激素分泌逐渐增多

　　D. 雌激素和孕激素分泌迅速减少

　　E. 雌激素减少

4. 女性基础体温在排卵后略升高,主要是因为（　　　）

　　A. 雌激素水平升高　　　　B. 孕激素水平升高　　　C. FSH 水平升高

　　D. LH 水平升高　　　　　　E. GnRH 水平升高

5. 世界卫生组织（WHO）规定发展中国家老人的年龄标准是（　　　）

　　A. 50 岁　　　　　　　　　B. 55 岁　　　　　　　　C. 60 岁

　　D. 65 岁　　　　　　　　　E. 70 岁

附　录

实　验　指　导

实验 1　ABO 血型鉴定

【实验目的】

1. 学会鉴定 ABO 血型的基本方法。

2. 观察红细胞的凝集现象。

【实验准备】

物品：抗 A、抗 B 标准血清、一次性采血针、双凹玻片、消毒牙签、75% 酒精、消毒棉球。

【实验学时】2 学时。

【实验方法与结果】

（一）实验方法

用已知的抗 A 和抗 B 标准血清来检测未知的凝集原。实验步骤如下：

1. 取干净双凹玻片一张，用玻璃蜡笔在玻片两端分别标明 A、B 字样。

2. 在玻片 A、B 两端分别滴加抗 A 和抗 B 标准血清各一滴，注意不可混淆。

3. 用 75% 酒精棉球消毒受试者左手无名指指腹，用采血针刺破消毒处皮肤，待血液自然流出。用牙签两端各沾一小滴血，分别与抗 A、抗 B 标准血清混匀。

4. 放置 10~15min 后观察有无凝集反应。如果发生凝集反应，可见红细胞集聚成大小不等的团块，摇动玻片或搅拌均不能使细胞分散。如果无凝集反应，则液体呈均匀浅红色。

（二）实验结果

根据双侧是否有凝集反应的发生，可鉴别受试者的血型（实验图 1-1）。

【实验评价】

1. 若玻片上红细胞在抗 A、抗 B 两种标准血清中都不发生凝集，说明红细胞膜上 A、B 两种凝集原都没有，则血型为 O 型。

2. 若玻片上红细胞在抗 B 标准血清中不凝集，在抗 A 标准血清中发生凝集，说明红细胞膜上只有 A 凝集原，则血型为 A 型。

3. 若玻片上红细胞在抗 A 标准血清中不凝集，在抗 B 标准血清中发生凝集，说明红细胞膜上只有 B 凝集原,则血型为 B 型。

4. 若玻片上红细胞在抗 A、抗 B 两种标准血清中都发生凝集,说明红细胞膜上 A、B 两种凝集原都有,则血型为 AB 型。

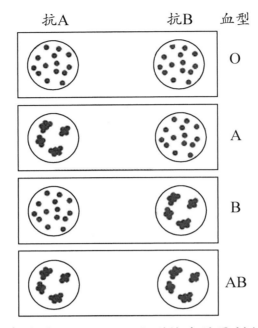

实验图 1-1　ABO 血型检查结果判断

（李　丹）

实验 2　人体动脉血压的测量

【实验目的】

1. 学习间接测量人体动脉血压的方法。

2. 会正确使用血压计测量出人体肱动脉的收缩压与舒张压。

【实验准备】

器械:血压计、听诊器。

【实验学时】2 学时。

【实验方法与结果】

（一）实验方法

1. 熟悉血压计的结构　血压计由检压计、袖带和气球三部分组成。检压计是一根标有刻度的玻璃管,上端与大气相通,下端与水银槽相通。袖带是长方形橡皮袋,外包一布袋,借助两根橡胶管分别与检压计的水银槽及气球相连。气球是一个带有阀门的球状橡皮囊,供充气和放气用。

2. 测量动脉血压前的准备

（1）被检者处于安静状态,常取坐位(或平卧位),脱出检查测衣袖。

（2）将检压计与水银槽之间的旋钮旋至开的位置。松开血压计橡皮球的阀门,驱净袖带内的气体后再旋紧阀门。

（3）受检者前臂平放在桌上，掌心向上，使前臂与心脏处于同一水平。用袖带缠绕上臂，其下缘在肘横纹上 2cm 处为宜。

（4）在肘窝内侧扪到肱动脉脉搏后，左手持听诊器，将其胸件膜部置于肱动脉搏动处并适度按压。

3. 测量收缩压和舒张压

（1）测量收缩压：用气球将空气打入袖带内，使检压计上的水银柱上升到 21.3kPa（160mmHg）左右，或使水银柱上升到听诊器听不见血管音后再继续打气，使水银柱再上升 2.7kPa（20mmHg）为止，随即松开阀门（不可松开过多），徐徐放气，逐渐降低袖带内压力，使水银柱缓慢下降，同时仔细听诊，当听见"崩崩"样第一声动脉音时，检压计上所示水银柱的刻度即为收缩压。

（2）测量舒张压：继续缓慢放气，这时"崩崩"样声音先由低而高，然后由高突然变低，随后完全消失。在声音由强突然变弱或消失的一瞬间，检压计上水银柱的刻度即代表舒张压。

（二）实验结果

实验结果记录如下：

被测者姓名 ____，性别 ____，年龄（岁）____，动脉血压值（收缩压／舒张压）____mmHg（kPa）。

【 **实验评价** 】

1. 根据全组或全班同学安静时的血压值，按性别和年龄段进行统计分析。
2. 简述影响动脉血压的因素。

（连彩兰）

实验 3　人体心电图描记

【 **实验目的** 】

1. 了解人体心电图描记的原理与方法步骤。
2. 掌握正常心电图各波段的命名并了解生理意义。
3. 学会通过心电图来测心率并判定心律。

【 **实验准备** 】

1. 物品　电极膏（或生理盐水）、75% 酒精棉球、分规等。
2. 器械　心电图机、检查床。

【 **实验学时** 】2 学时。

【 **实验方法与结果** 】

（一）实验方法

1. 描记心电图

（1）接通心电图机电源。

（2）让受试者放松静卧于检查床上。在受试者手腕、足踝及胸前安放引导电极的部位，先用 75% 酒精棉球擦拭，然后涂电极软膏（或生理盐水），再放置电极。连接方法：红色—右手，黄色—左手，绿色—左足，黑色—右足，白色为心前区导线。

（3）调节心电图机。1mV 标准电压使描笔振幅恰好为 10mm（10 小格）；走纸速度置为 25mm/s。

（4）心电图描记：检查基线是否平稳，有无肌电等干扰。一切正常后即可记录。用导联选择旋钮描记标准肢导联（Ⅰ、Ⅱ、Ⅲ），加压肢导联（aVR、aVL、aVF）和胸导联（V₁~V₆）。

（5）在心电图记录纸上注明各导联名称，受试者姓名、性别、年龄及记录日期。

2. 分析心电图

（1）辨认波形：选取描记好的心电图，分别辨认 P 波、QRS 波群、T 波、P–R 间期、Q–T 间期和 ST 段。

（2）测电压和时间：分别测量 P 波、QRS 波群、T 波的时间及电压；P–R 间期、Q–T 间期、R–R 间期和 P–P 间期时间。

（3）测定心率：将相邻两个心动周期的 P–P 间期或 R–R 间期测定值（秒）代入下述公式求得心率。

$$心率 = 60/P–P 间期或 R–R 间期$$

（二）实验结果

实验结果记录如下：

被测者姓名 _____，性别 _____，年龄（岁）_____，心率 _____ 次 /min，心律（窦性心律或异位心律）_____。

【实验评价】

1. 组织同学们分析与讨论心电图各波段及间期反映心肌细胞的变化。

2. 讨论心电图的描记的临床意义。

（连彩兰）

实验 4　人体肺通气功能测定

【实验目的】

1. 学会人体肺容量和肺通气量的简单测量。

2. 掌握潮气量、每分通气量、肺活量、用力呼气量的正常值及其测定的意义。

【实验准备】

1. 物品　75% 酒精，一次性吹嘴。

2. 器械　JY 型电子肺量计。

【实验学时】2 学时。

【实验方法与结果】

（一）实验方法

1. 实验前准备　将电子肺量计接通电源，按下开关，电源指示灯亮，待显示屏闪烁后显示为"0"时，仪器开始处于工作状态。从消毒液（75% 酒精）中取出塑料吹嘴（或一次性吹嘴）插入进气软管，进气软管另一端与仪器传感器连通。面板上有两组功能选择键：肺活量（VC）和第 1s 用力呼气量（FEV1）为一组，潮气量（VT）和每分钟最大通气量（MVV）为一组。按下同组任一功能选择键，指示灯亮时，可同时测量两个参数，测量数值分别出现在显示屏上。实验项目完成后，将测量值记录或打印下来。

2. 实验项目

（1）潮气量和每分通气量（每分最大通气量）：按下相应功能键，紧贴吹嘴平静呼吸，直至显示屏上显示出测量数据；紧贴吹嘴用力深吸气后再深呼气，可得到每分最大通气量。

（2）肺活量和第 1s 用力呼气量：按下相应功能键，尽力深吸气至最大限度，然后紧贴吹嘴尽力、尽快吹气至体内气体吹尽（其间不得再吸气），呼气完成后，显示屏上显示出测量数据。

（3）上述实验项目可测量 2 次，取平均值，每分最大通气量和肺活量取最大值。

3. 注意事项

（1）非一次性肺量计吹嘴使用后，必须严格消毒。

（2）吹气时应避免从口鼻漏气、再吸气等影响测量结果的情况。

（二）实验结果

将实验结果填入实验表 4-1。

实验表 4-1　肺通气功能实验结果

被测者	肺通气功能测量项目	测量数值 /L
姓名：	潮气量	
性别：	每分通气量	
年龄：	每分最大通气量	
	肺活量	
	第 1 秒用力呼气量	

【实验评价】

1. 按性别和年龄段进行统计分析本组或全班同学各观察项目的测量值，与正常值进行比较。

2. 比较肺活量和用力呼气量的异同。

（杨黎辉）

实验 5　胃肠运动的观察

【实验目的】

1. 观察麻醉状态下家兔在体胃肠道的运动形式及神经体液因素对胃肠道运动的影响。

2. 通过实验加深对理论知识的掌握和理解。

【实验准备】

1. 物品　家兔，20% 氨基甲酸乙酯溶液，阿托品注射液，新斯的明注射液，1∶10 000 乙酰胆碱，1∶10 000 肾上腺素。

2. 器械　哺乳动物手术器械一套，电刺激器，保护电极，注射器。

【实验学时】2 学时。

【实验方法与结果】

（一）实验方法

1. 麻醉与固定　家兔称重，按 0.9g/kg 的剂量抽取 20% 氨基甲酸乙酯溶液，由耳缘静脉缓慢注射。麻醉后仰卧位固定于手术台上，剪掉颈部的毛，沿颈部正中线切开皮肤，分离出气管，插入气管插管，用温热生理盐水纱布覆盖切口处。

2. 手术暴露胃和肠　将腹部的毛剪掉,自剑突到耻骨联合沿正中线切开腹壁,打开腹腔,暴露胃和肠,在膈下食管的末端找出迷走神经的前支,再在左侧腹后壁肾上腺的上方找出内脏大神经。将两条神经分别套保护电极备用。

3. 观察项目

(1) 观察正常情况下胃肠运动情况。

(2) 用中等强度和频率的电刺激连续刺激膈下迷走神经,观察胃肠运动的变化。

(3) 同法刺激左侧内脏大神经,观察胃肠运动的变化。

(4) 由耳缘静脉注射 1∶10 000 乙酰胆碱 0.5ml,或直接滴加 5~10 滴于胃肠表面,观察胃肠运动的变化。

(5) 由耳缘静脉注射 1∶10 000 肾上腺素 0.5ml,或直接滴加 5~10 滴于胃肠表面,观察胃肠运动的变化。

(6) 由耳缘静脉注射新斯的明 0.2~0.3mg,观察胃肠运动的变化。

(7) 在新斯的明作用的基础上,由耳缘静脉注射阿托品 0.5mg,观察胃肠运动的变化。

(二) 实验结果

将实验结果填入实验表 5–1。

实验表 5–1　观察项目及结果

观察项目	胃肠运动的变化	分析
正常胃肠运动		
刺激膈下迷走神经		
刺激左侧内脏大神经		
注射(或滴加)乙酰胆碱		
注射(或滴加)肾上腺素		
注射新斯的明		
注射阿托品		

【实验评价】

1. 简述胃肠道的运动形式及作用。

2. 分析实验过程中的注意事项。

(卡吾赛·阿曼)

实验 6　人体体温的测量

【实验目的】

1. 学会测量人体体温的方法。

2. 加深对体温影响因素的理解。

【实验准备】

物品：水银体温计、消毒纱布、酒精棉球。

【实验学时】0.4 学时。

【实验方法与结果】

（一）实验方法

1. 熟悉水银体温计的结构　水银体温计由一根有刻度的真空毛细玻璃管构成。它一端是盛有水银的贮液槽,当水银受热后,水银沿着毛细管上升,可通过刻度来读取测量的体温值。体温计的毛细管下端与水银槽之间有一狭窄处,防止水银柱遇冷下降,方便测出正确的体温。体温计的量程为35~42℃。

2. 实验准备　取出浸泡于消毒液内的体温计,用酒精棉球擦拭,并将水银柱甩至35℃以下。

3. 测量体温

（1）腋窝温度测量法:将被试者的腋窝内汗液擦干,将体温计的水银端置于腋窝顶部,紧贴皮肤,嘱被检者夹紧体温计,10min 后取出,读数并记录。

（2）口腔温度测量法:将消毒过的体温计用纱布擦干,斜放于被检者舌下,紧闭口唇,勿用牙咬,放置 3min 后取出,读数并记录。

（3）比较运动前后体温的变化:令被检者以 30 次 /min 的速度连续下蹲 3~5min,运动后立即按上述方法测量并记录。

4. 注意事项

（1）甩体温计时,勿触及它物,防止撞碎。

（2）测量腋窝温度时,一定保证时间足够。

（3）每进行一次测量,要对体温计进行清洗和消毒。切勿把体温计放在热水中清洗,防止破裂。

（二）实验结果

把实验结果填入实验表 6-1。

实验表 6-1　体温测量结果

被检者姓名	运动前体温	运动后体温
＿＿＿＿＿＿＿＿	腋窝:＿＿＿＿＿＿ 口腔:＿＿＿＿＿＿	腋窝:＿＿＿＿＿＿ 口腔:＿＿＿＿＿＿

【实验评价】

1. 临床上常用测量体温部位有哪些,其正常值分别是多少?

2. 如果测量腋窝温度前未擦拭腋窝内的汗液,测得的体温值将有何变化,为什么?

3. 生理情况下影响体温的因素有哪些?

（闫　勇）

实验 7　影响尿生成的因素

【实验目的】

观察神经和体液等因素对家兔尿量的影响,分析其作用机制。

【实验准备】

1. 物品　家兔、20%苯佐卡因、抗利尿激素、0.1%呋塞米、20%甘露醇、50%葡萄糖溶液、班氏试剂、生理盐水、肝素等。

2. 器械　生物信号采集分析仪、血压换能器、三通开关、计滴器、兔手术台、注射器、导尿管等。

【实验学时】2学时。

【实验方法与结果】

（一）实验方法

1. 仪器连接及参数选择

(1) 开启生物信号采集仪电源，启动电脑及实验软件，选择"影响尿生成因素"程序模块。

(2) 连接压力换能器，利用三通开关连接动脉插管，准备记录动脉血压。

2. 动物手术

(1) 麻醉：家兔称重后，经耳缘静脉缓慢注入20%苯佐卡因(5ml/kg)，待动物肢体放松或角膜反射消失后停止麻醉，将家兔仰卧固定于兔手术台。

(2) 手术：剪去家兔颈部和腹部的毛，在颈部正中做一4~6cm纵行切口。分离出气管后，在气管上做倒"T"形切口，向肺部方向插入气管插管，结扎固定。分离左侧颈外静脉，结扎远心端，在结扎处近心侧剪一小口，插入连有注射针头的塑料管，以备注入各种实验药品。分离左侧颈总动脉1.5~2.0cm，结扎远心端，用动脉夹夹闭近心端，在结扎处的近心侧剪一小口，插入动脉插管后结扎固定，并与血压换能装置连接，松开动脉夹，用于记录动脉血压。分离左侧迷走神经，结扎远心端。

(3) 尿液收集：输尿管导尿法，在耻骨联合上缘沿正中线做一长约4cm切口，沿腹白线切开腹壁，打开腹腔。将膀胱移出体外，暴露膀胱底，找出两侧输尿管，将输尿管近膀胱端结扎，在结扎稍上方剪一小口，将充满生理盐水的细塑料管向肾脏方向插入输尿管内约2cm并结扎固定，可见尿液自塑料管逐滴流出。若输尿管插管困难时可进行膀胱导尿法，在膀胱顶部中心作一小切口，插入导尿管后结扎固定。操作完成后，在导尿管的另一端与记滴器相连。

3. 观察项目

(1) 打开实验程序软件，调节好参数后，描记一段正常血压曲线和每分钟尿液滴数供对照参考。

(2) 静脉注射抗利尿激素1ml后，观察尿量变化。

(3) 静脉注射生理盐水40ml后，观察血压和尿量变化。

(4) 静脉注射20%甘露醇2ml，观察血压和尿量变化。

(5) 静脉注射0.1%呋塞米2ml，观察尿量变化。

(6) 尿糖定性实验：准备对照管和测定管两支试管，先用对照管收集2滴尿液，然后静脉注射50%葡萄糖溶液5ml，待尿量增多时再用测定管收集2滴尿液，均用班氏试剂进行测定并比较。

(7) 自颈总动脉快速放血，使血压下降至6.67kPa(50mmHg)以下，观察尿量变化。

4. 注意事项

(1) 实验中，若家兔挣扎，可从腹腔一次性补充麻醉药品1~2ml，不可过多或多次补充麻醉药品。

(2) 每个实验项目的操作应等待血压和尿量基本恢复到对照参数后再进行。

（二）实验结果

将实验结果填入实验表7-1。

实验表 7-1 观察项目及结果

观察项目	血压 /mmHg	尿量 /(滴·min⁻¹)
正常对照		
静脉注射抗利尿激素 1ml		
静脉注射生理盐水 40ml		
静脉注射 20% 甘露醇 2ml		
静脉注射 0.1% 呋塞米 2ml		
静脉注射 50% 葡萄糖溶液 5ml		
颈总动脉快速放血		

【实验评价】

根据实验,分析影响尿生成的因素及其机制。

(周建文)

实验 8　视 力 测 定

【实验目的】

1. 了解视力测定的原理。

2. 学会视力测定的方法。

【实验准备】

器械:视力表、指示棒、遮眼板。

【实验学时】0.5 学时。

【实验方法与结果】

(一)实验方法

1. 将标准视力表悬挂于光线均匀而充足的墙上,且视力表的第 10 行(5.0)字符应与被检者眼睛在同一高度。

2. 被检者坐或站立在视力表前 5m 处,用遮眼板遮住一眼,另一眼注视视力表。一般先检查右眼,后检查左眼。

3. 检查者站在视力表旁,用指示棒自上而下指示表上字符,令被检者说出该字符缺口的朝向,直至能辨认清楚最小一行字体为止。依照表旁所注的数字来确定其视力。

4. 视力表中最上一行字是正常眼睛在 50m 距离处能够辨认的。若被检者对最上一行字也不能清楚辨认,则令其向前移动,直至能辨认清楚最上一行字为止。

5. 注意事项

(1) 视力表应挂在光线充足的地方。

(2) 检查过程中应用遮光板遮住一侧眼,不宜用手遮眼。遮眼时不能用力按压眼睛。

(二)实验结果

把实验结果填入实验表 8-1。

被检者姓名	裸眼视力	矫正视力
	左眼：_____	左眼：_____
_____	右眼：_____	右眼：_____

【实验评价】

常见的屈光不正有哪些,原因分别是什么,如何矫正?

（闫　勇）

实验 9　瞳孔对光反射

【实验目的】

1. 学会瞳孔对光反射检查方法。

2. 加深了解瞳孔对光反射的生理意义。

【实验准备】

器械:手电筒。

【实验学时】0.5 学时。

【实验方法与结果】

（一）实验方法

1. 直接对光反射　被检查者注视远方,检查者观察其瞳孔大小。然后用手电筒照射被检者一侧眼,可见被照眼的瞳孔缩小;停止照射,瞳孔恢复原来大小。

2. 间接对光反射　被检者把手掌挡在两眼之间,检查者用手电筒照射一侧眼,同时观察另一眼瞳孔,可见未受照射的瞳孔也缩小,亦称互感性对光反射。

3. 注意事项

(1) 被检者应背光注视远方,不可注视灯光或亮处,以免引起瞳孔调节,影响结果。

(2) 瞳孔大小可参考下列数值:正常瞳孔的平均直径为 2~3mm,小于 2mm 为瞳孔缩小,大于 5mm为瞳孔扩大。

（二）实验结果

把实验结果填入实验表 9-1:

实验表 9-1　瞳孔对光反射检查结果

	直接对光反射	间接对光反射
左眼	_____	_____
右眼	_____	_____

【实验评价】

瞳孔对光反射检查有何临床意义?

（闫　勇）

实验 10　色 觉 检 查

【实验目的】

1. 学会色盲检查方法。

2. 检查眼的辨色能力。

【实验准备】

物品: 色盲检查图。

【实验学时】0.5 学时。

【实验方法与结果】

（一）实验方法

1. 色盲检查图　色盲检查图是根据各种类型的色盲病人不能分辨某些颜色的色调,却能分辨其明亮度的特点,绘制成各种颜色的色调不同而明亮度相同,或各种颜色的色调相同而明亮度不同的色点,以色点组成数字或图形,使色盲者难以辨别,从而检查出色盲的类型。

2. 检查过程　在明亮、均匀的自然光线下,检查者向被检者逐页展示色盲检查图,令被检者尽快读出图上的数字或图形。如果读错、读不出来或发现正常人不能读出而被检者反能读出等情况,则可按色盲图中说明确定被检者的色盲类型。

3. 注意事项

（1）检查应在明亮、均匀的自然光线下进行,不宜在直射日光或灯光下检查,以免影响检查结果。

（2）色盲检查图与被检者眼睛的距离以 30cm 左右为宜。

（3）读图速度越快越好,速度太慢影响检查结果,以致对色弱者不易检出。一般 3s 左右可得答案,最长不超过 10s。

（二）实验结果

被检者姓名 _____,性别 _____,有无色盲:_____,色盲类型:_____。

【实验评价】

色盲检查有何临床意义?

（闫　勇）

实验 11　声波传导途径

【实验目的】

1. 比较气传导和骨传导的听觉效果。

2. 初步学会鉴别听力障碍的方法。

【实验准备】

1. 物品　棉球。

2. 器械　音叉、橡皮锤、秒表。

【实验学时】0.5 学时。

【实验方法与结果】

（一）实验方法

1. 同侧耳气传导、骨传导比较试验（任内试验）

（1）室内保持安静，被检者静坐。检查者用橡皮锤叩击音叉，立即将振动的音叉柄置于被检者一侧颞骨乳突部，此时被检者可通过骨传导听到声音，且声音逐渐减弱。在被检者刚刚听不到声响时，立即将音叉移至同侧外耳门附近（音叉振动方向正对外耳门），被检者可通过气传导重新听到声音，直到听不到声音为止。记下骨传导与气传导时间（从开始到听不到声音为止）。

正常人气传导优于骨传导，即气传导时间比骨传导时间长（约长2倍），临床上称任内试验阳性。

（2）用棉球塞住被检者一侧外耳道（模拟气传导障碍），重复上述试验，如气传导时间等于或小于骨传导时间，称任内试验阴性。

2. 骨传导偏向试验（韦伯试验）

（1）将振动的音叉柄置于受检者前额正中发际。比较两耳听到的声音强度是否相同（正常人两耳听到的声音强度相同）。

（2）用棉球塞住被检者一侧外耳道，重复上述试验，询问被检者哪一侧听到的声音较响。若传导性耳聋则患侧较响，神经性耳聋则健侧较响。

3. 注意事项

（1）检查听力时室内一定要保持安静。

（2）叩击音叉时不可用力过猛，切勿在硬物上敲打。

（二）实验结果

1. 将振动的音叉柄置于一侧乳突上，可在该侧听到声音，当其声音渐弱直至消失后，立即将音叉移至同侧外耳道口，还可听到声音，且骨传导时间比气传导时间短，说明正常情况下，气传导是声音的主要传导途径。

2. 若用棉球塞住一侧外耳道（模拟传导性耳聋），骨传导检测无声后，再进行气传导检测，预期结果为骨传导时间较长，因为气传导阻断时骨传导会成为主要传导通路。

3. 将振动的音叉柄置于正常人前额正中发际处，两耳听到的声音强度一致，这是通过气传导传导途径听到的。若用棉球塞住一侧外耳道，再重复上述实验步骤，堵塞一侧声音较强，这是因为阻碍了该侧气传导，骨传导代偿性加强。

【实验评价】

1. 鉴别传导性耳聋与神经性耳聋（实验表11-1）

实验表11-1 传导性耳聋与神经性耳聋的鉴别

	正常耳	传导性耳聋	神经性耳聋
气传导、骨传导比较试验	气传导_____骨传导（_____性）	气传导_____骨传导（_____性）	均缩短，但气传导大于骨传导（弱阳性）
骨传导偏向试验	正中位	偏向_____	偏向_____

2. 讨论 在任内试验和韦伯试验中堵塞一侧外耳道后，如果没有出现堵塞一侧骨传导增强的预期结果，试分析可能的原因。

（闫　勇）

210

参 考 文 献

[1] 朱大年 , 王庭槐 . 生理学 [M]. 9 版 . 北京 : 人民卫生出版社 , 2018.

[2] 白波 , 王福青 . 生理学 [M]. 8 版 . 北京 : 人民卫生出版社 , 2018.

[3] 涂开峰 . 生理学基础 [M]. 3 版 . 北京 : 人民卫生出版社 , 2017.

[4] 岳利民 , 崔慧先 . 人体解剖生理学 [M]. 6 版 . 北京 : 人民卫生出版社 , 2014.

[5] 朱艳平 , 卢爱青 . 生理学基础 [M]. 3 版 . 北京 : 人民卫生出版社 , 2014.

[6] 潘丽萍 . 生理学 [M]. 2 版 . 北京 : 人民卫生出版社 , 2014.

[7] 张正红 , 杨汛雯 . 生理学基础 [M]. 3 版 . 北京 : 人民卫生出版社 , 2015.

[8] 杨桂染 . 生理学 [M]. 2 版 . 北京 : 人民卫生出版社 , 2018.

[9] 马晓飞 , 李红伟 . 生理学 [M]. 北京 : 人民卫生出版社 , 2019.